U0012510

超級英雄

12週打造超級英雄體態訓練秘笈

製造機

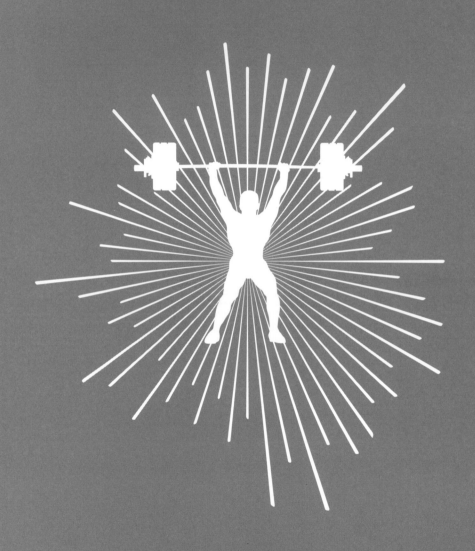

超級英雄製造機

12週打造超級英雄體態訓練秘笈

好萊塢超級巨星健身教練
助你打造夢幻身材的真實指南

達菲・蓋佛
DUFFY GAVER

國家圖書館出版品預行編目（CIP）資料

超級英雄製造機：12 週打造超級英雄體態訓練秘笈 / 達菲・蓋佛（DUFFY GAVER）作 . -- 初

版 . -- 臺北市：墨刻出版：家庭傳媒城邦分公司發行 , 2020.11

面；　公分

譯自：HERO MAKER：12 WEEKS TO SUPERHERO FIT

A HOLLYWOOD TRAINER'S REAL GUIDE TO GETTING THE BODY YOU'VE ALWAYS

WANTED.

ISBN 978-986-289-536-8（平裝）

1. 健身運動 2. 運動訓練

411.711　　　　　　　　　　　　　　　　　　　　　109015818

墨刻出版 運動星球　叢書

超級英雄製造機
12 週打造超級英雄體態訓練秘笈

作　　　者　達菲・蓋佛 DUFFY GAVER
譯　　　者　吳榮邦
企 畫 選 書　饒素芬
責 任 編 輯　周詩嫻
圖 書 設 計　袁宜如

社　　　長　饒素芬
事業群總經理　李淑霞
發 行 人　何飛鵬
出 版 公 司　墨刻出版股份有限公司
地　　　址　台北市民生東路 2 段 141 號 9 樓
電　　　話　886-2-25007008
傳　　　真　886-2-25007796
E M A I L　service@sportsplanetmag.com
網　　　址　www.sportsplanetmag.com

發　　　行　英屬蓋曼群島商家庭傳媒股份有限公司城邦分公司
　　　　　　地址：104 台北市民生東路 2 段 141 號 2 樓
　　　　　　讀者服務電話：0800-020-299
　　　　　　讀者服務傳真：02-2517-0999
　　　　　　讀者服務信箱：csc@cite.com.tw
　　　　　　劃撥帳號：19833516
　　　　　　戶名：英屬蓋曼群島商家庭傳媒股份有限公司城邦分公司

香 港 發 行　城邦（香港）出版集團有限公司
　　　　　　地址：香港灣仔駱克道 193 號東超商業中心 1 樓
　　　　　　電話：852-2508-6231
　　　　　　傳真：852-2578-9337
馬 新 發 行　城邦（馬新）出版集團有限公司
　　　　　　地址：41, Jalan Radin Anum, Bandar Baru Sri Petaling, 57000 Kuala Lumpur, Malaysia
　　　　　　電話：603-90578822
　　　　　　傳真：603-90576622

經 銷 商　聯合發行股份有限公司（電話：886-2-29178022）、金世盟實業股份有限公司
製　　　版　漾格科技股份有限公司
印　　　刷　漾格科技股份有限公司
城 邦 書 號　LSP007

ISBN　978-986-289-536-8（平裝）
定價 480 元
版權所有・翻印必究
2020 年 11 月初版

版權所有・翻印必究

Hero Maker: 12 Weeks to Superhero Fit
Text Copyright © 2020 by James Duffy Gaver
Published by arrangement with St. Martin's Publishing Group through Andrew Nurnberg Associates
International Limited. All rights reserved.
This translation of Hero Maker is published by Mook Publications Co., Ltd.

推薦序

現代人因為身處於網路資訊過於快速的世界裡頭，從而期待著健身的成果也能立竿見影，卻往往忽略了許多最基礎的訓練動作與適時建設強悍的內心，如果你也想要能獲得真正扎實的健身果實，那你就必需要放慢自己的腳步，仔細的檢視每個訓練課表的流程與節奏，讓自己能獲得更好的訓練效益。

這次受到運動星球的邀請，率先閱讀由許多好萊塢超級巨星包含布萊德・彼特、克里斯・漢斯沃（雷神索爾）、史嘉蕾・喬韓森（黑寡婦）的私人健身教練Duffy Gaver（達菲・蓋佛），所著作的HERO MAKER 12 WEEKS TO SUPERHERO FIT《超級英雄製造機-12週打造超級英雄體態訓練計劃》，發現他所強調的是傳統且扎實的訓練動作，當你學會回歸到最基本的健身訓練動作與仔細的計劃設定之後，不僅能避免重量訓練裡常見的運動傷害外，同時，也能讓身體學會如何運用全身肌力來正確的執行動作，另外，在這本書裡Duffy Gaver也不斷的強調著「健身這條路永遠沒有捷徑」這句話，因此，當你想要獲得完美的體態與驚人的訓練成果，那就必需要有破釜沉舟的決心才能突破重重的關卡達成目標。我真誠的推薦這本書給所有在健身這條道路上的愛好者及受到困惑的人，期待你們都能在這條路上循序漸進的完成每一項訓練，並學習如何面對和建構更強的內心。

亞洲盃/西班牙阿諾盃健體國手
官振中(戰車老師)

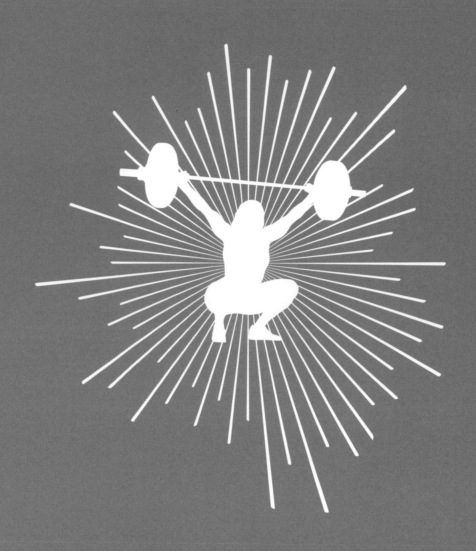

目錄

超級英雄

12週打造超級英雄體態訓練秘笈

製造機

給我的孩子傑克——當你有機會變得更厲害，何必只是變得好而已？

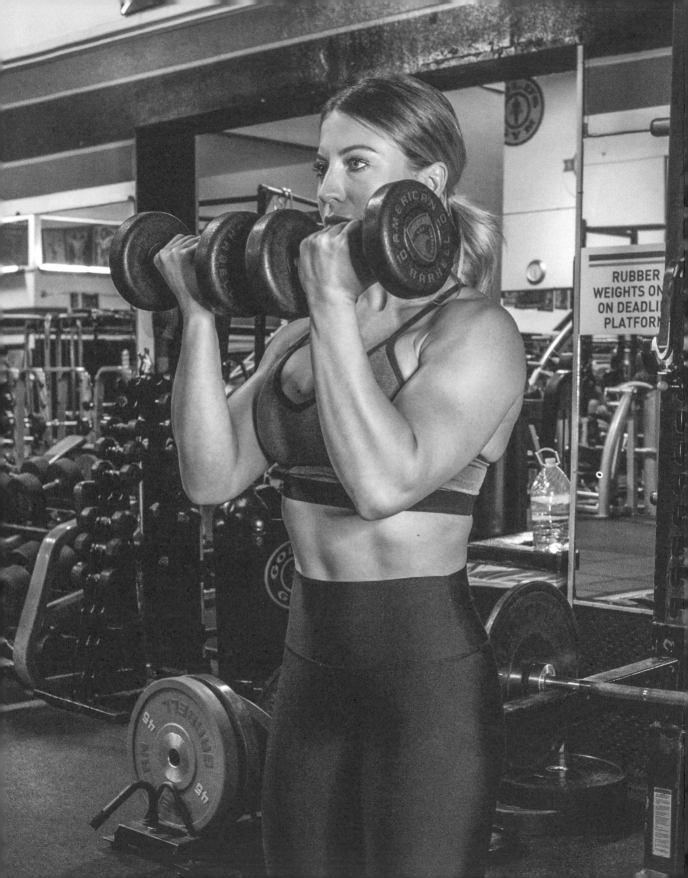

前言

你應該看過《特洛伊》、《蜘蛛人》、《星際異攻隊》、《雷神索爾》、《復仇者聯盟》等等好萊塢英雄電影，你喜愛這些電影，也希望自己能夠練得像扮演這些你喜愛的超級英雄的明星們一樣。你可能會覺得這些人是天生基因好，也許他們實際上真的是這樣，或者也許只是因為他們呈現在劇中角色的形象如此。但，這種猜測並不完全正確。事實上，為了扮演這些角色，他們都曾經拼了命將身材調整到符合角色的外型，努力而來的成果才是真相。

你也可以練成這樣嗎？我並不確定你是否也可以練得像克里斯·漢斯沃、史嘉蕾·喬韓森、克里斯·普瑞特等人一樣健美，我只知道怎麼做才有效，哪些是實在的途徑，哪些不是。

讓我們從這裡開始。你有多麼渴望像他們一樣？你正拿著這本書，你從書店架上拿起它，並賞了它，這一定是有原因的。如果原因只是想看我能提供什麼神奇的魔法，那你選錯了。我並不是個魔法師，我沒有所謂的「神奇方程式」可以讓你一夜變身。

為了打造健美的身材，你必須將健身放到第一位，你必須要願意做任何事，該做什麼就要做什麼，沒有任何一部分是容易的。如果練成英雄般的身材那麼容易，那麼每個人應該隨便練練，看起來就很厲害。

一切都取決於你。
健身由你自己開始。

這是唯一的答案。世界上不存在任何快速健身的方法，你必須為

即將到來的挑戰做好心理準備。如果你覺得這樣太恐怖，那就及早退出吧。我不會覺得被冒犯，當然你也不會。或者你就接受挑戰，設定目標成為自己的英雄。

接著，要有做好全心全力投入的準備。就像我常對客戶說的，如果你想讓自己看起來很厲害，你也要練得很厲害、要吃得很厲害、且睡得很厲害。如果你全部都做到了，那麼假以時日你就會看到很棒的成果。

是的，這意味著在健身房、你家地下室或任何地方狂飆汗把自己操得半死。這也意味著你必須要非常嚴格控制飲食，你必須忍受對任何美味的調酒、手搖飲、甜甜圈、炸雞、甜點等等說不，而且必須忍痛揮別下班後的交際應酬或是朋友歡聚，只因為隔天一早有一連串的嚴格訓練在等著你，所以，你必須要很有自制力。

這就是那些我指導過的A咖明星們看起來那麼完美的秘訣，這些人要獲得該角色的演出機會一定不是光憑履歷上面幾行字就會出線。我指導過的好萊塢明星包括演出蜘蛛人的陶比‧麥奎爾、接演漫威宇宙系列電影中「黑寡婦」角色的史嘉蕾‧喬韓森到演出雷神索爾的克里斯‧漢斯沃等。而克里斯‧普瑞特為了演出《星際異攻隊》和《復仇者聯盟》系列電影中「星爵」一角的改變實在令人驚艷。在我擔任健身諮詢歷程中接觸過的大明星實在多到數不盡。很多電影公司來找我也是因為我的歷練和專業，他們不斷將明星送過來交給我訓練，因為我總是使命必達。這些明星身價不凡，拍一部電影成本往往高達美金2億之譜，各方面的壓力之大，當然每個環節都得認真看待。對於這些明星來說，當你知道你的身形將被投射在高達70英呎的大螢幕上，不管你在戲中有沒有脫，你知道你該好好按表操課把身材練起來，而不能臨陣脫逃，你該全力以赴，因為你的全部生涯都押在上面了。

所以，無論你是想要減重、改善自己的訓練方式，或是單純想讓自己動起來，那麼，我的確可以幫到你，但首先你必須對自己誠實。我總是跟客戶說，你必須要擬定切合實際的目標。如果你想變瘦但你體重有300磅（約136公斤），那麼不要一下子就想變瘦，先試著減一

些重量再說；如果你想變巨但是你身材像竹竿一樣，那麼試著先增加一些肌肉看看，你不可能一下子就變成健美選手身材。身型的改變是漸進的，一點一滴地進展，需要時間才能夠看得出可觀的變化，欲速則不達。

所以，你的目標必須是實際的，而非理想的；必須是簡明的，而非林林總總列成一大串。

健身這條路永遠沒有捷徑。

讓我再次強調一次：健身沒有捷徑。

當我18歲時，我不知道將來要做什麼，而且跟錯的人混在一起做了很多荒唐事。我母親和姐姐於是拉我促膝長談，我才決定要加入海軍，加入海軍之後，在射擊場資格檢定時，一個同儕推薦我嘗試加入監視與目標截獲小隊（STA, Surveillance and Target Acquisition），於是我成為一個狙擊手，我很幸運能夠有這樣的歷練，因為在遙遠的距離僅憑一絲絲線索、在很短的時間內就要決定誰是要狙殺的敵人，你得要非常敏銳，這並非與生俱來而是藉由訓練才能達到，而且要花長時間的訓練才行，這樣的訓練讓我一生受益匪淺。

由於海軍長期在國外派駐，期間也有很多時間和海豹部隊（NAVY SEALs）合作，後來我也決定成為其一員。要進入海豹部隊的要求更為嚴苛，但這也成為我生命中很重要的歷練。我非常感激服役時所接受的種種訓練，它幫助我定義自己成為一個怎樣的人，也幫助我將工作做得更好；我喜歡去蕪存菁、把事物的核心找出來，這得感謝我在軍中所受的訓練，在軍中你被教導自己比想像得還要有能力，心中有任何存疑都必須抹除。

這對於你的健康或身體組成也是相同的。你必須摒除任何先入為主的成見，一切重新開始，就像你第一次接觸一樣。

這裡有個我最喜歡的小故事可以分享給大家：我有次做完長跑訓練，準備坐在海灘上休息，身旁一位女性告訴我，她自己不是像我學員一樣的運動咖，好像我們是天生的運動員而她不是；我了解她的想法，但我想讓她知道她對自己的成見正在阻止她變得更健美，於是

我坐到她身旁，告訴他「這是你的腿」我讓她摸摸自己的大腿，接著說：「那些是你的四頭肌而這些是我的四頭肌，它們是完全相同，我肌肉的組成和你的是完全一樣的，它們所連接的點和能夠做的事情也都完全一樣，唯一的不同是我動身跑了這麼一段，而你還沒有，但現在你也可以做到一樣的事。」她必須扭轉自己的成見，而且她後來真的照做了。現在，換你了。你開始讀我這本書，我的指導和理念就像前面的故事一樣和你原來的想法並列著，而你準備要開始了嗎？

人們總是有太多理由和成見來阻撓自己做任何事。如果有人告訴我說「我天生骨架很大所以容易胖」，我可能會回：「這可能只是你自己的想法，你怎麼沒想過因為骨架大能夠長出來的肌肉也會比別人更多？」或者也可能有人會提到「我天生吃不胖很難長肌肉。」我可能會說：「好吧，那也許是事實，但你怎麼沒想到原來的這些肌肉也可以把它練得更壯呢？」

不要總是用負面的想法來考慮自己的身體，試著多用一些正面的方向去想，你怎麼知道自己不能夠成就更多？

你想要渾身肌肉和練出六塊肌？想減重或想要讓身材更苗條更好看？你必須先改變自己對自己的看法。

健身從一件事而且只會從這裡開始──讓自己改變的決心。

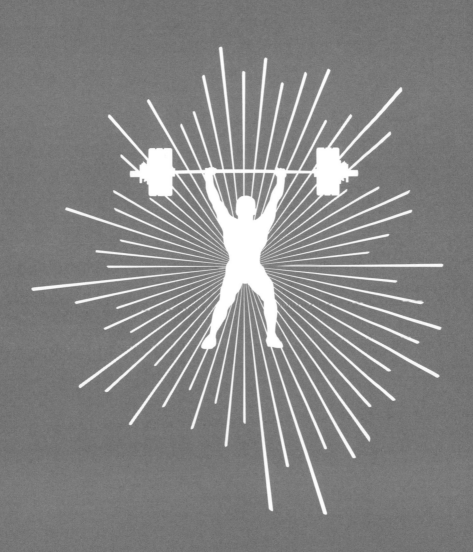

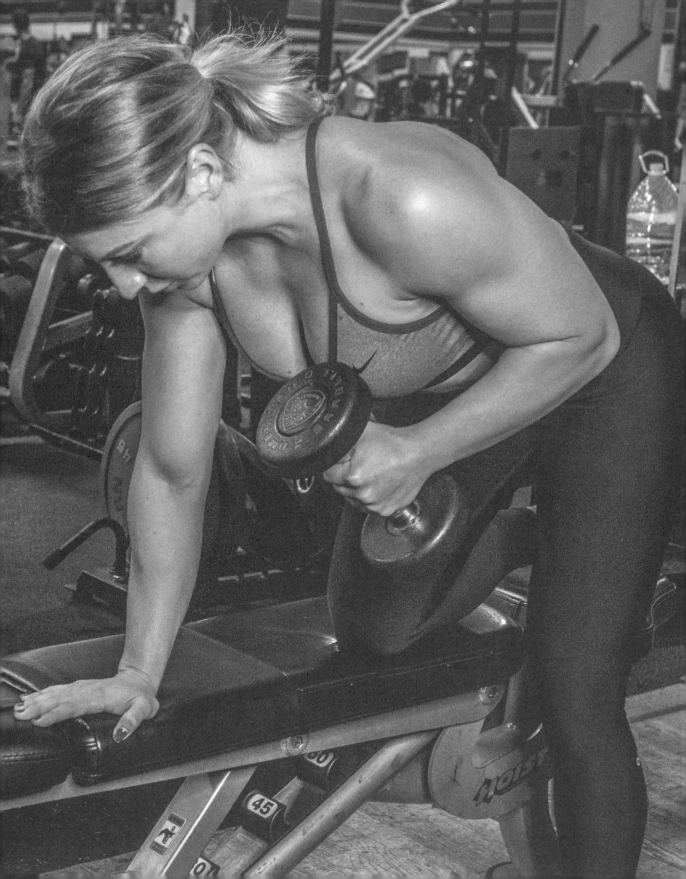

人類的身體萬年來未曾改變

唯一輕鬆的日子是昨天。（The Only Easy Day Was Yesterday.）
——美國海豹部隊格言

健身產業可能正在傷害你

　　過去五十多年來，市面上的健身產業已經從家庭企業變身成為數以億計產值的商業巨獸，這個產業已經產生許多變化。一個商業巨獸想當然爾，並不會關心你一個小小的消費者。這些公司的經營者並不會真的關心是否能讓你變得更健美或是更健康，他們也許口頭上會這樣說，但他們的終極目標只是賣東西，然後從你身上賺到錢。這些產業就像其他企業一樣是以營利為前提，如果他們能夠賣你一個新課程而賺到更多錢，那麼當然他們會這麼做。社群媒體對於這種問題更是推波助瀾，因為它們出資給予健身網紅們太多發聲的機會，而網紅們往往不知道自己所為會對社會產生什麼影響。

　　這些公司能夠讓你買單，是因為每個人都想讓自己身材看起來更好。他們深知這點，也知道所有能夠讓你掏錢買產品或課程的任何方法，他們想讓你認為若沒有他們則你無法辦到；例如，在一個購物中心裡，你逛到一家店正在促銷乳清蛋白粉；商店的櫥窗裡展示著巨大的海報，呈現一個練得超級健壯、刮毛刮得乾乾淨淨的半裸肌肉男，手裡抱著「世界上最好喝的蛋白粉」，你會認為那傢伙真的是靠這產品練起來的嗎？當然不是！有很大的可能性是，他根本沒使用過這品牌的產品，他只是一個拿錢做事的廣告模特兒，對你說「嘿，如果你也使用它，你也可以變得跟我一樣。」也許在同一家店裡的櫥窗（或

在某一個雜誌廣告裡）還有另一個同樣練得超級健美、曲線畢露的女性，穿布料超級少的服裝在代言燃脂補給品，這也是一樣的道理。你會認為她真的有在用他們的產品嗎？當然沒有！但製造這些產品的公司當然會想讓他們的產品和這位模特兒在你心中產生連結，這就是他們能夠讓你買單的方法。

一般而言，廣告中那些肌肉線條超級明顯、身材超級乾的模特，他們大多正在使用睪酮或Deca-Durabolin、Winstrol（康力龍）等等類固醇藥物，這是他們隱而未宣的謊言，千萬不要上當。

我在這行很多年了，你千萬別對這些廣告宣傳信以為真，以為他們真的是靠這些產品練出來的，我很抱歉要告訴你，那些都是垃圾。

那些都是捏造出來的，不是事實。

但願我有一個神奇藥丸可以給你，我真的這麼希望。如果我真的有這種神奇藥丸，我可能就有很多次機會成為百萬富翁，但事實上它並不存在，真實存在的是，有太多公司藉由讓你相信他們有那個神奇藥丸而賺了非常多錢，你可以想想這是為了什麼。現在各種瘦身飲食風潮盛行，一家公司告訴你可以嘗試高麗菜湯飲食；另一家叫你嘗試香蕉減肥法；有些則推廣無麩質飲食或無碳水飲食；無論哪一種，都是一樣的，早上吃這組膠囊、中午吃這組、晚上睡覺前吃另一組；運動練肌肉前別忘記喝這款預解蛋白；別忘記再補充這組可以加速你新陳代謝的燃脂組合，因為大多數你喝下的蛋白飲所含的熱量並無法自行產生燃脂效果……。

當你把這些產品都吃下肚，實際上會比你能夠察覺到的更加傷害自己的身體與你的訓練過程，這就像有些人吸大麻讓自己放鬆、喝可樂讓自己清醒、喝酒讓自己平靜下來，這些都是一時的，對你的身體並不好。

這些公司當然要向你推銷這些營養補給品，這就是他們的目的。提醒你沒有他們，你無法自己做到；接著，那些健身房或工作室向你推銷他們的課程或教練，不管你到底有沒有實際來上課，那些為運動品牌代言的運動員呢？他們當然也是這個產業鏈的一環，他們總是說

他們的新服裝配備著最新最棒的科技，他們總是在推新運動鞋，彷若它可以讓你表現的更好。不妨捫心自問一下，這雙運動鞋可以真的讓你跑得更快嗎？「但所有頂尖運動員都穿這雙來讓他們有世界級的運動表現不是嗎？」聽起來很熟悉對嗎？這就是行銷宣傳的一部分，我上面所提到的所有事物都和讓你變得更健美一點關係都沒有。

回到最初人們開始跑步的時候，他們也僅僅只是單純地招呼自己的同伴說：「嘿，你要去跑步嗎？」然後你們出門跑步享受了這段過程，你們不會投入太多時間研究，僅是為了找到最完美的跑步服裝，或是沉迷於選擇要穿哪一款襪子，或是鞋子裡使用了哪一種特殊的科技泡綿。過去沒有這些配備的人們怎麼辦？就不跑了嗎？我有一位海軍陸戰隊的好友Randy來跟我們一起跑步時，會總是隨便穿著一雙最髒最破的Converse高筒鞋來，然後狠刷過我們每個人遠遠跑在前面。

你可以告訴我，你需要這些商品來讓自己變得更健美嗎？

當然不！

如果我告訴你，現今美國人的肥胖和第二型糖尿病是有史以來最嚴重的——請記得，這是在現今有著最新科技、最密集醫療知識、有最佳的各項器材、而且還就近就有各種最棒的健身中心和社區健身房的情況下——這說明了什麼呢？（根據世界衛生組織所發佈的資訊，自從1975年以來，世界上有肥胖問題的人口已經增為3倍，單就美國而論，美國疾病管制與預防中心就指出，2015-16年間有9千3百萬成年人為肥胖，而且肥胖相關的疾病如心臟病、腦溢血、第二型糖尿病和某些癌症正在增加死亡機率，但它們都是可以預防的。）請想想這些吧！50年前人們反而比現在更健康，為什麼在科技發達的現今還會這樣？

簡單的事實是，健身產業並未聚焦在讓人們更健康，它們其實是建立於賺錢和提供虛假的承諾之上，隨著時間演進這個世界已經變得越來越複雜；世界上充斥著各種各樣的錯誤資訊，我們必須謹慎篩選才不會被誤導。

這裡為你提供一些資訊，讓你可以更了解這個產業。

1965年時，賴瑞·史考特（Larry Scott）成為史上第一位贏得奧林匹亞先生頭銜的選手，當他訓練時，Hammer Strength這個品牌的機器還沒有問世，當時也沒有什麼運動補給品公司的存在能夠為他提供幫助，也沒有什麼大學研究可以幫他找出最有效的臥推角度可以讓他增加肌肉，但是，當時的他看起來跟現今任何一位頂尖健美選手沒有什麼差別。

　　1954年，羅傑·班尼斯特（Roger Bannister）首度在一英哩的距離跑進4分鐘，這是人類史上驚人之舉！當時，Nike的跑鞋並不存在也沒有能夠測量班尼斯特步幅和每一步對他雙腳衝擊數據的機器，他只是個跑者，盡全力在那個滿是泥沙的場地上做了歷史性的衝刺。

　　1977年，布魯斯·威爾海姆（Bruce Wilhelm）成為史上第一位「世界最強者（World's Strongest Man）」比賽冠軍，當時並沒有什麼制度化的健身房或訓練方法，現今許多訓練器材當時也都還不存在，他只是努力訓練，然後打敗了場上的所有對手。

　　所以，上面這些故事告訴我們什麼？

　　這告訴我們，你不需要那些補給品、那些亮麗的健身器材、那些最流行的健身招數，或最潮的服裝來讓你長肌肉，你只需要老老實實地去做下一次訓練，把可能浪費掉的錢都省下來吧！健身就像個銀行帳號，如果你每天都存下100元，總有一天你一定能累積到你的「百萬」身材；相對地，如果你每天把錢東花西花亂花掉，或者有些天只存50元，也常常沒做課表該做的訓練，想當然爾你一定不會得到你想要的夢幻身材。

　　問問馬拉松跑者們怎麼做吧。他們並不會一開始就跑個全馬，而是漸進式的，剛開始可能跑個一英哩然後慢慢增加，當有一天你可以跑到42.195公里的距離，那麼你就實實在在跑完一場馬拉松了。如果你是艾利伍德·基普喬蓋（Eliud Kipchoge），那麼你可能可以用1小時59分的時間來完成它。美國海豹部隊的訓練和這個也有點類似，每一次進步一點把現階段的目標完成，然後再往前一步，穩紮穩打，只專注在眼前的目標不做它想，如果能夠遵照這樣的原

則，有朝一日你也有可能完成海豹部隊的基礎水下爆破訓練（BUD/ S, Basic Underwater Demolition）。

所以，你只需要專注在必須做的項目上，你的努力是必須的、你的自律是必須的、你的企圖心是必須的，這些都不是任何人可以販售給你的，這些都不會是銷售人員大費周章要賣給你的東西，因為他們無法把這些包裝起來給你。

在所有這些商品問世前，早期每個人身材都非常精實，每個人都為自己所能辦到的個人最佳成績而努力著，每個人的體態和體能都保持得非常好，而且沒人會遞上一袋袋蛋白粉以讓他們能夠達到這些目標。

自從20萬年前人類誕生在地球上，其身體至今沒有太大的變化，身上還是有相同的肌肉組成，而且還是一樣必須經過和其他人類激烈競爭才能達到未知的新高點。前述那些頂尖運動員們都是在他們各自領域的佼佼者，因為他們有接受訓練的決心、贏的渴望以及自律力來完成所有的挑戰。

決心、渴望與自律贏過所有一切。

如果你保有上面三大信念，那麼你就可以完成任何事。

三大核心準則

決心

決心是人們決定並執意要採取行動／控制在進行某事上或抑制自己衝動的過程。當一個演員知道他必須在一部電影中裸上身演出，而且影片製作成本極高，相信我，他會盡力做到最好以便在影片中看起來最完美。演員，尤其是明星，當然不希望某部片的演出讓他在觀眾面前顯得困窘，他們也不希望讓任何人失望，最重要的是他們很認真看待工作。

渴望

這是你為了成就任何目標所做任何事的動機，你必須要百分百投入其中。我總是對客戶說，縱使是一個不怎麼樣的計畫，配上百分之百的投入，與很棒的計畫但是要做不做的相較，成效當然前者比較好。

當我開始幫克里斯‧普瑞特訓練時，我們在好萊塢一個健身房中進行，每天他總是準時報到而且全力以赴，然後健身房其他人看到會問「這人是誰？」他做每一組訓練都絕對是全力投入，他流的每一滴汗都值得，看看後來他在電影中的表現如何吧！這都是因為他抱持了改變自己的渴望。

自律

要持之以恆。你必須要自律到能確認自己做到計畫中的每一項訓練，但這並不表示你不會遇到任何一次挫折，事實上，俗話說「計畫趕不上變化」，你絕對有機會會遇上障礙；但隨後你一定能很快回到正軌，因為你的決心和渴望明確指引你，為了讓你可以得到你要的成果，你必須有足夠的自律才能夠完成這一切，你必須持之以恆，沒有人可以提醒你，成功與否完全取決於你自己。前面我有提到健身起始於你，這裡也是一樣的道理。

如果你保有這三種特質，那你就會成功。你也可以在很多人身上看到這些特質，他們可能會在不同的時機成功，但當某人要成功了，你會知道他們可以做到，因為他們的意志所趨。沒有人可以幫你完成只有你自己，也沒有任何一項產品、蛋白粉或是新的健身方法能幫你打造你要的身形。

我幫助我的客戶達成各自的目標，但我並不是幫他們做他們該做的事；我可以說服他們做得更重，但我沒辦法脅迫他們去舉重、逼他們在家看電視不要抱一大碗薯片邊看邊吃，或逼他們睡飽以便讓身體恢復。

一切都是出自於他們自己。

總之，力量來自於當你決定要變強壯，並且有決心、渴望與自律來不懈地追求你的目標，每天早起完成訓練清單上面每段時間該做的事，並且有足夠理由完成這些事而非找藉口搪塞。

當你有機會變得更厲害，何必只是變得好些？

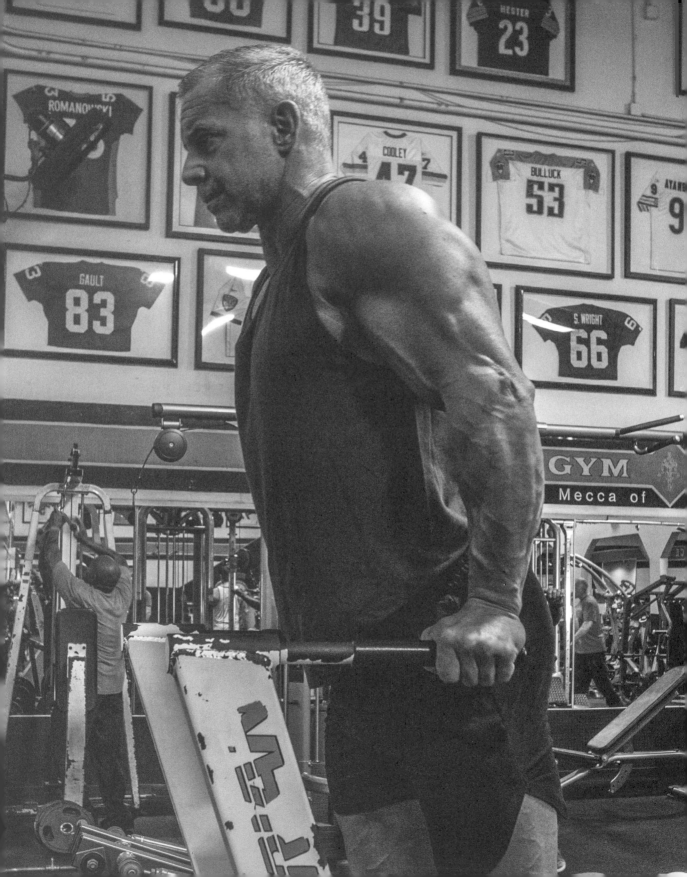

你為何而做？

力量不是從勝利得來。為了提昇的力量，你吃了不少苦頭。
當你渡過各項難關並決心不放棄，那就是力量所在。
——阿諾·史瓦辛格（Arnold Schwarzenegger）

變得更健美

　　要在12週內練出線條分明的肌肉是有可能的，但是不見得適用
於每一個人。先不談成果如何，首先你得先在短短的時間內做很多訓
練，而且你必須都做到，對大多數人而言，這並不是個切合實際的目
標，而是願望，所以你必須給自己進步的空間，你得有這樣的認知。
我無法保證你可以立即成功，即使我的書名副標可能會讓你這麼覺
得，這真的可以辦到嗎？當然可以，但不是任何人都能，這也並不表
示你假以時日無法達成，有些人可能會先選擇放棄，但你們不應該也
不要被這樣的概念嚇退了，所以若你沒有在12週內練得跟雷神索爾
一樣壯，那也沒關係；這並不是我們衡量訓練進展的方法（稍後會詳
談），但如果你聽我的建議也照著去做，我可以保證你是正在往對的
方向前進，當你往正確的方向前進，這也會助你建立自信，你也會更
容易了解自己的狀況。我將給予你需要的工具讓你能盡情使用（如：
怎樣訓練、適當營養、睡眠、水份補充以及注意安全，因為受傷會嚴
重影響進步）以便讓你達成目標。

　　練出健美沒有玄虛！沒有人生來如此，但我們每個人都具有這樣
的潛質；運動員不是天生身材就健美，他們是專注在自己的潛能上才

讓自己練出肌肉線條，而你也可以。明星們不是彈彈手指、蹦一聲身材就變好，他們不是生來就這樣，獲得鉅額片酬不會讓你立即變身，接受世界上最好的整形手術或服用某些強化運動表現的藥物也不會；他們變健美是因為他們意志所趨，這些人都為他們的工作全心投入，在鉅資的電影圈中，他們必須把身材塑造成角色所需，以便與演出的角色形象完全一致。我配合過的明星們都非常認真看待訓練，因為這對於他們的職業生涯影響極大。

當你第一次看到陶比・麥奎爾（Tobey Maquire）在首部《蜘蛛人》（Spider-Man）電影中擔綱演出時，你可以見到他身形的改變，他正在讓自己練得越來越精壯，而且他一路進展得很好，當人們在後續兩部蜘蛛人續集看到他出現時，聚焦他身材的畫面更讓人全然相信他就是蜘蛛人無誤，他為了演出這角色練出來的身材讓觀眾買單，這就是電影角色成功的一個要素。

當然，對於我這些明星客戶來說，練出好身材比一般大眾更加容易成功，因為他們都對各自的目標了然於心，在拍攝日他們必須脫掉上衣或是穿上非常緊身的超人裝扮，只許成功不許失敗。你的目標需要設定得像他們一樣明確，那麼要達成就不會是不可能的事。

試膽期

美國海豹部隊有一種訓練可以稱之為「試膽期」，在訓練進行一段時間後，受訓者會被大幅提高強度來了解每一個人崩潰的臨界點在哪裡，也許你也曾聽過這件事；如果你覺得你撐不下去了，你必須提醒自己你有多麼想要通過這項試煉，當然有很多時候你會想退出，但如果你專注在你的目標上，面對每一項眼前的考驗都立即完成，那麼你就不會中途退出，而能繼續下去。在現實中也是一樣，如果我的客戶偏離了該做的事我會提醒他們；我不會隨時待在你的身邊，但這並不表示你不能隨時依靠你自己的提醒，為了讓你保持專注直進，你可以在電話裡設個提醒、寫張紙條貼在浴室鏡子上，或是請你的好友幫

忙提醒你——固定的提醒。

　　嘗試一下吧！這不會傷害你的。

通往成功的高速公路

　　就我來看，做一件事有三種可能的方式。第一種像是直接跳上車然後開上不限速的德國高速公路（autobahn），意思就是說，無論我說什麼，不管是運動、飲食還是睡眠你全都照做而且毫釐不差，這樣最理想，如果你是這樣的人那麼很容易就可以成功。第二種就像有很多人想要上405號公路（加州交通流量極大的一條高速公路，重要時刻非常容易塞車，就像臺灣中山高一樣），這也不錯！你儘可能做到飲食符合條件、該做的訓練也都有做，睡眠也有睡到但不見得充足，偶爾你會想要跟朋友外出歡聚或喝啤酒放縱一下，我不會說這是個很棒的做法但它總是個開始；事實上，這是絕大多數的人會選擇的方式。最後一種人，可能會開上一般的鄉間柏油路，撞上每一個路障或坑洞，不管他的車撞成什麼樣，這是最錯誤的方式，你不可能會成就任何事。

　　如果你想要讓有效，你必須聽我的。

　　你需要把自己切換成學習模式，這是最重要的一件事。

　　等到你可以開口就滔滔不絕講你自己的事並非傾聽，告訴我你朋友吃得多厲害也並非傾聽。

　　如果你聘請我（買我這本書等於你聘請我）就讓我做好我該做的事，不管你在進行怎樣的課程請從頭到尾做好它，不要虎頭蛇尾或分心做其他事；就像我上一章提到的，一個平凡的計畫如果百分百的投入，絕對勝過一個非常棒的計畫，但是做的卻是半吊子。所以，請想像一下，如果你有個絕佳的計畫加上百分百的投入，那會產生多好的結果。

三腳凳原則

　　我稱它為「三腳凳」，我不會說它是一個準則，但如果這樣講能幫到你，你也可以這麼採用。如果你想要看起來很厲害，你必須訓練得很有模有樣、吃得有模有樣，而且睡得有模有樣。這三隻腳任何一隻腳斷掉，想必這板凳是站不起來的。

　　我從2003年開始協助布萊德‧彼特（Brad Pitt）進行訓練，當他準備接演《特洛伊：木馬屠城》（Troy）阿基里斯（Achilles）一角時，他找上我。為了這個角色他需要把腿練壯，而且我必須告訴你腿部肌肉是最難練大的，如果你天生雙腿就像雞腳一樣細的話。我記得一開始就告訴他「不舒服就是改變的開始。」他聽了馬上就拿了一支油性筆，把這句話寫在健身房鏡子上，看到此舉，我就深知他確定要做，而且已經準備好了，他已經了解事情要怎麼運作，而且他信任我無論任何事。

　　每次舉重你都必須用上很多力氣，如果你沒有，那表示你做得太輕了，重量訓練必須要有難度才能讓你成長，心肺訓練也是一樣。你不能在自動駕駛模式，你得用上許多氣力在做這件事，你當然得動腦筋怎樣把它做好而且避免受傷，不要大意以免釀禍；接著你必須控制你的飲食，你必須謹守吃全天然、全營養食品及拒絕加工合成、垃圾食物；不可以不遵守身體的生理原理，你會在指定的時間內盡情的燃燒卡路里，接著你必須吃下身體所需的營養以便滋養你的生命，無論你只是坐在辦公桌什麼事也不做，或者你是一個世界頂尖的運動員，你都必須充分攝取適合你生活方式的營養；如果你想變瘦，你必須吃下足夠的營養也必須消除多餘的熱量。另外，你必須有充足且良好的睡眠，你不可以整晚熬夜看電視，你必須有規律的生活作息，你的身體必須儘可能有最充足的休息；睡眠會幫助肌肉修復並生長得更強壯，也是你儲備足夠能量以便應付隔天再度全力以赴的要件。

改變自我對話的方式

這是你得掌握的最重要點之一。我們與自己對話的方式大大的影響了我們會做什麼事以及完成的方式，有些時候我們必須跨過的最大阻攔就是我們不自覺在心裡所構築出來的，排除這些阻礙可以決定我們終將成功或失敗，而且，不只是排除阻礙更能促成目標前進。

常有人來我健身房對我說：「你知道的，達菲，我辦不到。」真的嗎？你第一句要告訴我的就是這個？你都還完全沒嘗試過耶。不要預先自我設限，我可以向你保證，你絕對可以做到！這些都是人體基本動作而已，到頭來，說這些話的人通常會讓自己驚訝。這裡有個小實驗，試著把你要講的話加上「還」，例如「我還不能做到。」這表示你可以做到；這可以套用到任何事上面，改變你的想法，你的身體就會隨著心態改變。

美國海豹部隊與海軍都非常擅長於讓人確信可以做到比自己想像的更多，事實上也是如此，大多數時間內人們可以做到比想像得更多。所以，不要再想著「不行」、「不可能」、「不會」等等負面詞彙；相對地，你能做到比自己想像的更多，而且你會愛上這樣的感覺。在你不擅長的事物上，你必須專注以免掉進思考的陷阱裡，還記得布萊德‧彼特在牆上寫下的名言嗎？「不舒服就是改變的開始。」不舒服可以指涉許多事，不管是在重量作用下所產生的拉緊感，當你感覺完全沒力的時候用意志力再推自己一把，或是提醒自己其實你已站在成功的路上。

讓我們試著從另一個角度來看。你是否曾看過冬季奧運高山滑雪項目，選手們在啟始點準備出發衝刺的時刻？他們，正處於一個斜坡的頂端，眼看著他們接下來要進行的滑降：他們知道前面的一切，山丘的坡度、積雪的狀況、轉彎的地點等等，全部的情況他們都必須瞭然於胸，你不會看到這些選手在腦中預演自己的失敗，所有的專業運動員都是這樣；一個棒球球員站上本壘板時當然不會想像自己要被投手三振，如果真的有一位球員會這樣想，那他肯定有問題。當然不會

這樣，他一定想要打擊出去站上一壘或是直接轟出一個全壘打，所有的球員打擊時肯定都是這樣想的。

所以，當你來對我說：「我不行」或「這不可能」，我一定不會聽你的，你為何特地跑來告訴我這個？你也可能解釋說：「好吧，這可能是我的感覺。」那麼，我就會回答你「讓我們改變這場對話，重新開始吧。」

柔術界有句格言說：「比試沒有輸贏，不是贏，就是學習。」故，舉例來說，這些可能是你腦中所想的對話，以及我想要改變的：

負面思考：「如果有什麼出錯了？」

正面思考：「如果每件事都對了？」

負面思考：「如果我沒辦法做到？」

正面思考：「如果你可以？」

這樣你了解了嗎？

你思考的小小改變會有非常大的影響。請試著想像「成為自己所想要變成的那個人這件事」是唾手可得？一年後，你可以回頭來看自己當時想要改變的掙扎再來對比自己的變化。

你可能就會想，哇！來吧！我要加入，這就是我想要合作的對象。

在海豹部隊，隊員會被提升到某種特別的狀態，被給予相對的挑戰與合格的標準在等著他，當你看著這樣的人，你也會想練得和他或她一樣，那麼你的案例也是一樣的，你看著某個令你稱羨的身材，你也想變得成如此。你的那個人是誰?他們是你！就對了，他們是你。他們曾經在某個時間點跟你現在差不多，但是一路上他們憑藉著漸進不懈的努力有了現在的成果，這就是你未來要成為的樣子！

在海豹部隊，當你完成某項訓練沒有人會賞你一罐百威啤酒，因為這是你必須完成的課題，這也是你進步的一部分。你從初級者開始，各項挑戰和標準會因為你的升級而變得越來越難，例如你必須能夠從容游完1英哩，然後才有機會挑戰5英哩，機制的運作就是這樣進行的。

沒有人在成為美國海軍或海豹部隊隊員就有一付好體格，有人花了300天還是15年打造出的理想體格，在剛進入美國海軍或海豹部隊時也是個一般人，人們總是想，「我是我，他們是他們」我絕不可能練得像他一樣。

　　不是這樣的！

　　這些人跟你沒什麼不同，他們只不過走了不同的道路，在這條道路上，他們已經提早出發了好一陣子，而你才正要開始。

　　不要放棄，你也可以做到的。

　　當我正在接受海豹部隊的基礎水下爆破訓練時，我常常想起有成千上百個學長們已經完成過同樣的訓練，這一定不是昨天才想出來的招式，我也不是第一個接受這訓練的人；在我之前已經有數以千計的人完成了，而他們之後便符合更高階訓練的資格。

　　每個人的狀況都不同，我不知道你的確切目標在哪裡，你必須自己實際嘗試去找出來。

專家小叮嚀

你必須給自己多一些彈性空間，因為你正在學習不同的行為模式。如果健身不是你以前的生活習慣，而你正嘗試將它納入你的日常行程，如果不小心搞砸了，不妨將那一天拋在腦後。凡事沒有失敗只有學習，當你知道自己哪裡做錯，你下次就不會再犯。記得以對你最好的朋友一樣的語調來進行自我對話，對自己嚴苛沒有什麼錯，但是請保持正面思考。

設定目標的重要性

前面有提過關於設定特定目標的重要性，目標的設定必須是可達成的，這可以幫助你不斷往前邁進，這也是幫助你避免陷入錯誤思考的方式。如果你的目標夠明確，如果它們夠實際且準確，而且你也非常認真在執行那麼你就不會有所動搖；當你的目標不夠明確、不夠實際而且很薄弱，你就會陷入掙扎中，如果你相信自己正在做的，相信你一定可以進步，那麼你不但能而且會成功。當你達成目標之後，便可以再設定新的目標，直到你完全變成自己想要的樣子，不是我或任何人想要成為的樣子，還是你的先生或太太想要的那個樣子。

是你想要的那個樣子。

是你！

這個旅程完全取決於你自己。

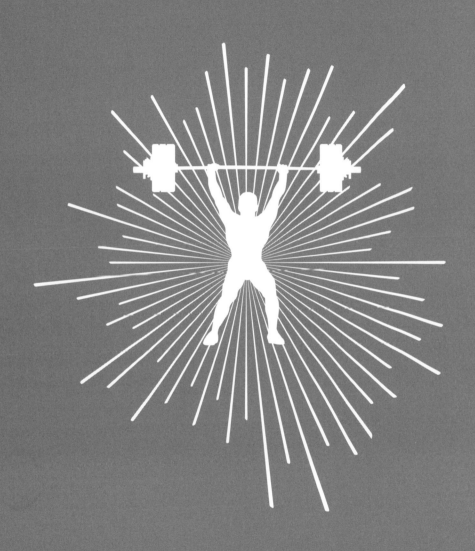

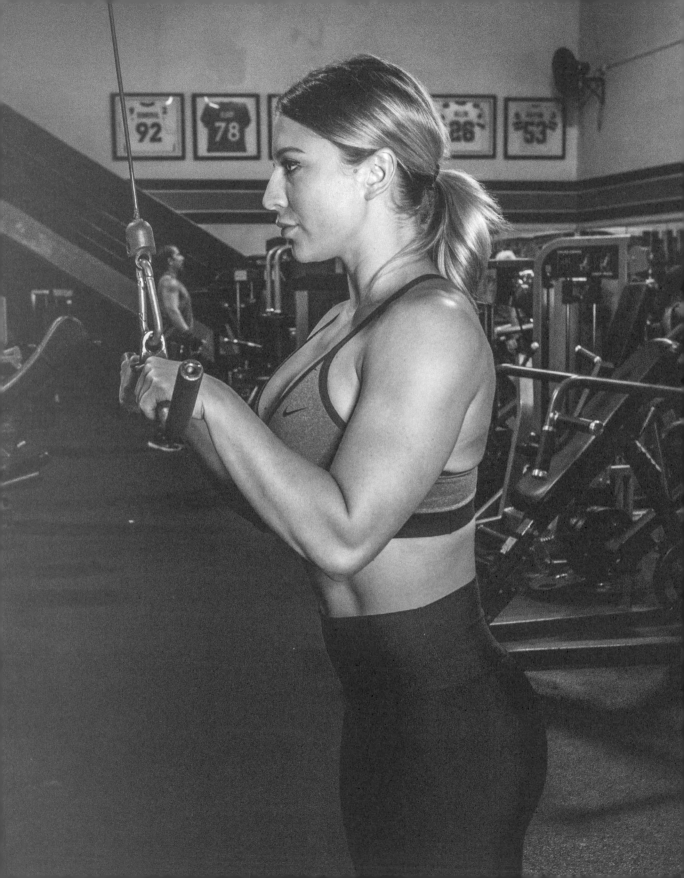

3

觀測進步

如果你想成為一頭獅子，你必須和獅子一起訓練。
──卡爾森‧葛雷西（Carlson Gracie），巴西柔術訓練家

成功的特質

　　要當一個成功的明星，背後需要很多努力。參加試鏡就是第一個門檻，常有人會告訴你，你顏值不夠或是身材太胖太瘦，甚至笑容太奇怪，以至於不適合擔任這角色的演出。這行淘汰率非常高，每個人都是萬中選一，為了演出該角色很多人努力爭取，也有很多人被拒於門外。這些和我合作過的大明星們有今天的成就都是有原因的，為了保證自己沒有機會失敗，他們一定非常努力。從某個角度來看，入選這些要角的機會比海豹部隊的合格率當然要低上許多，當我參加海豹部隊訓練時，同梯有120位學員，但是最後合格畢業的僅有12人，這就是為什麼世界上只有一位布萊德‧彼特（Brad Pitt）、克里斯‧漢斯沃（Chris Hemsworth）或史嘉蕾‧喬韓森（Scarlett Johansson），這樣的地位當然不是唾手可得，他們都是這一行裡最頂尖的專家，也是一個人想要成就任何事最佳的學習榜樣。

　　拿克里斯‧普瑞特（Chris Pratt）來說，這傢伙可說是以健身改變了他的人生：他從一個在秀場搞笑的小角色蛻變成身價億萬的電影明星，從一個不健康且過重的人變成現今好萊塢身材最好的領銜者，我最欣賞他的是做事總是百分之百投入，總是能完成別人認為他不可能做到的事，他總是如此竭盡全力在健身房裡揮汗如雨地訓練，他秉持正確的信念，故他可以吃得很適切，他揮別一切社交娛樂，開始關注

自己的身體，因為他在乎自己。如果你問他，他也會很樂於告訴你，如果他可以做到那麼任何人也都可以，他就是那種百分百投入在不設限的高速公路奔馳的先驅者。他的改變也實在非常激勵人心，可謂贏者全拿，像這樣的人就是你的榜樣，請向他們好好學習吧！

但容我再次提醒：你必須對所有事都保持務實的態度。

意志力、渴望與自律，這是一再重複的準則。

專家小叮嚀：該避免的事

我有次指導一位45歲的女性訓練，第一天我試著和她聊聊並且讓她做些運動，但是她並未能明確表達她自己要的到底是什麼，於是我請她隔天帶一張自己想要成為的人物照片來；第二天她帶來一張看起來只有17歲女孩的照片，還告訴我她想變成那樣，你覺得這在現實上有可能嗎？你覺得她有可能變回17歲的樣子嗎？不可能！她就是設定了一個讓自己不可能達成的目標。你必須看看自己同年齡的人都有怎樣的身形，再看看能夠讓自己朝哪樣的方向發展，這是讓你前進的唯一道路。

改善的過程

那麼要如何測量一個人的進展呢？用體脂可以嗎？不盡然，我不會推薦那些林林總總的測量工具，因為沒有必要，知道你體脂多高有什麼幫助？如果真的一直太高，你會覺得自己怎麼都沒有進步；如果太低，那可能無法正確呈現背後的真實狀況。你不需要時時注意自己的體脂有多少，也不需要常常注意體重，除非你是準備要減去很多體重，即使如此，我也無法保證那些資訊有幫助，因為有可能一部分的體重是轉化在肌肉上面了，我們看進步是看你改善了多少，這是我會

使用的唯一「工具」。

　　舉例來說，如果剛開始一個課程時，你只能走1英哩但下次你可以一口氣走2英哩，而且第三堂課時你可以做一點小跑步，那就是很棒的進步了。如果一開始你只能舉起5磅的啞鈴，訓練數週後你手上已換成20磅，那麼你真的是做得非常好。當布萊德‧彼特（Brad Pitt）剛開始來我這邊訓練時，他屈體划船可以做30磅，但在整套課程結束時，他甚至沒有察覺我在什麼時候已經把那組訓練的重量換到了90磅，這就是進步。如果你使用划船機，在超過半小時的訓練中你可以划6,000公尺，一個月後在同樣時間裡你可以划7,000公尺，如此下去，你已經大幅進步了。

　　我測量進展和成功的依據就是看你進步的程度，沒有比這個更好的評量方式了，而且很有可能藉由這些進步，有更多正面的改變會降臨到你的身上：你的肌肉變得強壯、你的肌耐力改善了或你的身體組成正在慢慢改變。

　　這不是太棒了嗎！我們正在往正確的方向前進。

專家小叮嚀

　　假設你無法持續保持動力，而且陷入了低潮裡，然後它變成一個不斷向下的漩渦，這時你該怎麼辦？最好的辦法就是，「跨出去」，準備好你的健身器材並穿好你的運動鞋。有些時候，總是會有一些事情擋在那裡，而這也許只是你自己心裡面給自己的阻礙，不要退卻往前進吧！做就對了。

掌控心態

我需要你處在自己的「最佳版本」的狀態上，為此，你必須看看自己並告訴自己我可以辦到。如果你沒有辦法這樣做，而且時機不對，那麼就先暫停，如果你無法認真投入，那麼你也需要停下來。有些人就是容易過胖，運動也無法改變他們，但如果你也是那樣，那麼你必須要能夠接納自己，不要拿各種藉口出來搪塞，你想吃那塊超誘人的巧克力蛋糕，但同時又抱怨它熱量過高？別這麼做，就吃下它然後繼續過你的人生吧！如果愛吃甜甜圈這件事讓你沮喪，那麼做點什麼事情吧！不要來跟我或是你的好朋友抱怨吃甜甜圈又讓你變胖，我們都知道這些食物的壞處，做點什麼事吧，任何事都好。

但如果你想變得更好，你首先必須要把自己的心態調整到正確的方向。

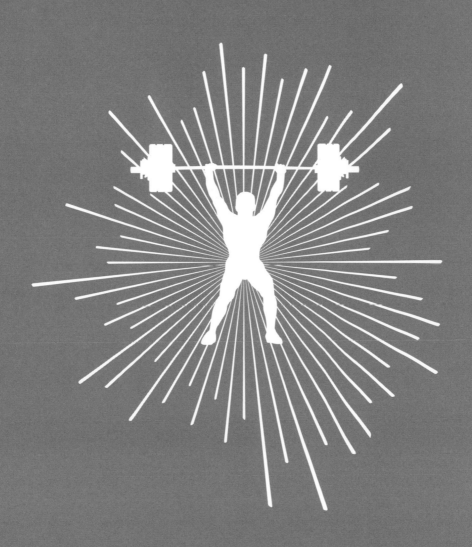

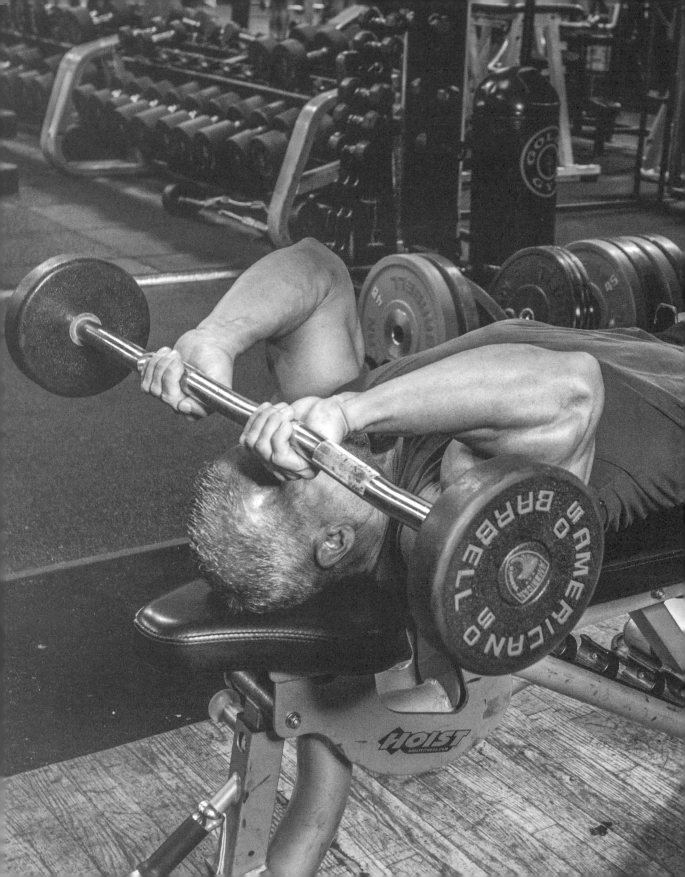

訓練淺介

你是四百萬年演化成功的成果。所以,請表現得像一個那樣的人。

——佚名

在健身上,沒有一種訓練方法是適合所有人。我不知道你長得什麼樣,也不知道你的目標是什麼,這些每個人都不同,也許你想要寬闊的肩膀,也許你是想減一些體重,也許你是想增加一些肌肉,不同的健身訓練和各種執行方式對你的身體各有不同的作用和效果。一本健身指導書的挑戰就是,試著要做到盡可能接近一個教練來幫助你的方式,但這和請一個教練來實際指導你也不太一樣。多數市面上的健身書都會標榜自己有一套最有效的健身訓練方式,而且比你以前所聽過的任何一種都要好,讀到此你應該已經知道我對這個現象的答案,這些都很棒也會有效,但是它們都是行銷上面的操作,和健身的根本原理沒有太大關係。健身並未隨著時間而改變,如果你想要讓腿變粗,你必須深蹲而且要承載大重量,沒有任何替代方案。

因此,我並不想讓你認為,我提供的這些訓練方式是可以讓你突然變出完美體態的答案。當然,它們是建立於我多年的學習、訓練與運動的經驗,如果正確執行的話,它們是被證明且無疑可以幫助你往對的方向前進。最基礎的訓練往往是最有效的,二頭彎舉、交互啞鈴彎舉、斜板彎舉和滑輪彎舉的訓練效果沒有什麼不同,訓練次數和組數的組合變化才是無窮盡的選擇,最佳結果來自於從兩種基礎訓練次數模式衍生的變化,一種是舉更多重量但次數較少;另一種則是較少重量但次數較多。如果有一種訓練你一口氣可以做20次,那麼你可以考慮增加重量,我將會提供該訓練和一些經典次數主題的變化選項,

這些都是我藉由多年嘗試與學習而得來的。如果你的目標是增肌，那麼較少次數但重量較重的訓練對於增進肌肉力量較有助益；如果你已經很大隻而想變得精瘦一些，那麼較多次數與較輕重量有助於瘦身與增進肌耐力。你應該嘗試交換各種次數組合，還有一點很重要，離開你的舒適區才能有最大的改變成效。

舉例來說，我在黑板上畫了一個圈，讓你把最近在運動上做的訓練寫進來，然後你可能會寫上做CrossFit訓練、跑短跑、游泳等等。接著，我可能會問你在運動方面不喜歡做什麼，你可能會寫下增肌訓練、負重行走等等，把這些寫在圈外。我對這張圖的反應會是，這個圈就代表你的舒適圈，如果你想要有很大的改變，請走出你的舒適圈；如果你多年來做某些事都沒有什麼變化，這就是嘗試一些新選項的時候。

也就是說，所有訓練都有用，不管是健身、CrossFit、瑜伽、Tabata訓練等等，你不可能出錯，人們會錯都是錯在他們的腦海裡。如果你買了這本書，這本書不可能直接讓你變得更好，任何器材也不能，如果你實際去做任何一種訓練，它才會在某種程度改變你的體態並讓你變好，特別是你剛剛從沙發上起身的那種。

在統計上來看，很多人會失敗是因為人們總認為健身很難，而且需要運動天份才能做好，事實上並不是這樣。健身只需要投入努力和心態的自律，這些訓練也許並不是完全適合你，但任何事都會有報酬，只要你付出努力，就做臥推、深蹲、硬舉這三種好了，如果你只做好這三種訓練而且完全配合相對應的營養攝取，你就會看起來非常棒。

你看懂了，這是怎麼一回事並實際去做，就是這麼簡單。需要投入的就是一些基礎訓練和你可以採用的訓練組數的組合，只要你實際去做，你就可以啟動自己朝向更好的體態變化。別再花時間在為了選擇買哪一款跑鞋而傷腦筋，就穿上任何一雙運動鞋，然後去跑就對了。

統計數字也很現實，你多半不屬於好身材的那一群，否則社會

上不會有肥胖這種流行病，所以問題來了，你要揮別自己的日常習慣嗎？你會買下這本書然後開始按照書上的建議來訓練嗎？你要把這本書拿來蓋泡麵，還是設定目標付諸實現？

訓練課表

我要提供給你的課表和我給客戶使用的是相同的，和那些A咖明星們所使用的也一樣，沒有什麼不同。那麼這樣的課表能幫助你實現理想的體態嗎？當然可以！但能不能成為你想要的樣子，完全取決於你自己，這課表的設計是為了提供你進步的空間，當你有所進展，你也需要有所提昇。如果這時候你覺得需要請一位教練來協助你，那麼就去做吧；而如果你有在這方面很專精的朋友，你可以直接請他們協助也行，只要夠專業找誰都有很大的幫助，但是最重要的是你有沒有真的全心投入在你的課表上。

另外，請按照你自己的節奏進行，這並不是一個競賽，看你能不能最終舉起一台卡車？這是一套為了幫助你鍛鍊出你最完美的體態而設計。且經過縝密規劃的訓練，而且，這些並不是唯一的訓練途徑，卻是我使用的、而且經過多年實踐、被我的客戶廣泛證明為有效的訓練方式。

我並不希望你在練習的過程中受傷，我希望你聰明的訓練。萬一你受傷，那表示你有一段時間不能持續運動，那並不明智且對你的身體也不好。

因此，你需要慢慢地且持續不斷地進行，並且專注在每一個訓練的步驟上。

專家小叮嚀

每個人都希望練出六塊肌，所以，你可能在健身房裡看到每個人都在做十種以上不同的腹肌訓練，以獲得夢寐以求的六塊肌。這真的很荒謬！他們想要練的不管是核心的腹肌，還是手臂的肱二頭肌，各種訓練都要均衡，差別是在加強其強度。一種訓練用最大重量做4組，做完之後的你應該暫時無法立即重覆同樣的訓練，這才是有效的訓練。如此一來，若一段時間之後你的腹肌還沒練出來，你要注意的就不是發生在健身房訓練的問題，而是辛苦訓練之後，若隨便攝取一些不健康的飲食，只會破壞你這一整天的努力。

暖身

在進行每項運動之前，你都應該充分暖身，這是非常重要的一環，而且隨著年紀漸長會變得越來越關鍵。你需要鬆開你的肌肉，讓血液流進肌肉裡，並且讓心率提升，這些都是被證實可以有效避免運動傷害，而且能幫你身體為需要耗費力氣的訓練做好準備的工作。你可能會問：「那麼做伸展可以嗎？」我可以告訴你，伸展並不如暖身重要，而且通常人們會誤以為伸展就是暖身，我不希望你徒增心理障礙，人們總是被這種成見所綁住。許多人總說「運動前就是要伸展呀？」這真是大錯特錯。事實上，它甚至不那麼必要！你要怎麼暖身都可以，只要對你來說是有效的，例如小跑一段、來幾個開合跳或用划船機滑個幾分鐘都可以。唯一的目標就是幫助你血液流到肌肉裡，而且你的心率已經提升到適合進行接下來需要付出很多力氣的課表，那就夠了。

肌肉向心、離心及等長收縮

你可能有聽過這些名詞，而它們對你接下來要進行的課表非常重要，你必須要了解，肌肉向心收縮作用會讓肌肉變短，因而產生力量，舉例來說，你拿起一個啞鈴來做彎舉，就是讓你的二頭肌收縮來產生力量把啞鈴往上舉；肌肉離心收縮就是肌肉拉長來對抗另一個更強大的力量，接續前例，把啞鈴放下時，肌肉拉長但變得緊繃來抵抗重力所產生的加速度，讓我們能緩緩地將啞鈴往下放而不致於衝擊地板；肌肉等長收縮則是不改變肌肉的長度來產生力量的方式，接續前例，如果使用了一個你可能無法負荷的重量，以致於你只能夠握住它不動，但無法將它往上舉，這時便是肌肉等長收縮在作用。

舉起重量的方法和你所舉的重量同等重要

因此，為了練出最多肌肉，讓每一分力氣都花得值得，重量訓練應該像這樣做：假設你可以彎舉40磅的啞鈴，那是你的極限；你可能一下子沒辦法做45磅的啞鈴彎舉，但是你可以用等長收縮的方式做到一半；同時，你可能沒辦法舉起50磅啞鈴，但你可以用離心收縮的方式握住它。在理想狀況下，我可能會讓你用爆發性（向心式）的方式做40磅啞鈴彎舉；與45磅相較你可以輕鬆應付這重量，接著在放下時我會用50磅啞鈴替換來進行離心收縮的階段。在每一次的動作中我們都這樣進行，也就是每次都從40磅啞鈴開始，中間換成用45磅做等長收縮，最後換成50磅做離心收縮。既然在現實中我們沒辦法真的這樣進行，我們會真的做的就是讓你拿40磅啞鈴來做爆發性向心收縮，到位後用力停住以等長收縮停個幾秒，接著慢慢放到離心收縮的位置，試著模仿我上面講到的三段變換重量的狀況。這是刺激肌肉成長最有效的方法，可以在每一個訓練循環中發揮最大的效果。

我會教我客戶的就是每一組訓練都很重要，重點不在於做很多組各式各樣的訓練，而是無論做哪一種訓練，用最好的方式讓每一份力

氣在每一次訓練發揮最大效用。不要太擔心要用多少重量來訓練，而是要更花心思在你要如何舉起那個重量，以及舉起這個量的方法能發揮最大的訓練效果嗎？舉重的方式可以幫助你訓練出最強壯的肌肉，這個就是可以改變你的捷徑。

因此，當你按照我這本書的課表或任何訓練方式來訓練，唯一的途徑就是你應該像我上段所述的去訓練。它可以應用在任何訓練上，包含仰臥起坐、捲腹或臥推…等等，這是我非常想要讓你了解的。當你在做這些訓練時，你也許會想「哈，這看起來真簡單。」事實上，如果你做得很正確，你用最大的努力而且用爆發性的力量往上舉，然後放下時用離心收縮的方式慢慢來，它就應該不會這麼容易了，而且過程中往往會讓你大爆汗。當我在健身房訓練那些要演出重要角色的明星時，健身房裡的其他人總是非常關注他正在做什麼，他們盯著他不是因為他是誰，而是因為他們無法忽視我客戶為了該角色付出多少努力、流多少汗來改變他的體態，這也是我希望你在執行課表時應該抱持的心態。

把動作做對

你可能常聽到這句話，但是一知半解什麼意思，怎樣做才是對？說這句話的一部分原因是避免訓練者受傷，並且提出訴訟。很明顯地，如果有人受傷了，他可能並未按照對的動作來訓練，我的健身房或課程也可以免責。

好的動作形式通常指：啞鈴或槓鈴不要亂揮，如果你無法真的彎舉100磅槓鈴，不要逞強把它舉起來然後開始搖晃它，好像你可以舉得起來一般，請用你可承擔的最大重量來做。

請永遠記得要用正確的動作來訓練，在每一次都用最有效的方式來讓自己成長，這意味著在訓練的向心收縮階段用爆發性（但是完全在控制之中）的方式來啟動更多肌肉纖維，以舉到頂時的等長收縮撐住一下，接著以離心收縮慢慢的放下。

如何呼吸

當你舉起重量時你應該總是在吐氣，舉例來說，如果你在做臥推動作時，當你把啞鈴或槓鈴放下往胸部靠近的時候你應該吸氣；而當你爆發性地往上舉，應該做吐氣的動作。

你該知道的基礎訓練

在下一章中會介紹你該知道的所有訓練，關於你可能會有的任何問題，我建議你先上網搜尋或是問一下對於健身訓練有所涉獵的友人或教練，網路上已經有非常多資源。在進行任何事時，不要用摸索的方式比較好，如果你已經對健身訓練有一些了解，雖然複習總是好的，但你也可以直接跳到你需要的章節。

專家小叮嚀

如果你以前完全沒做過什麼健身訓練，或是你上身肌肉比較薄弱，你會需要在你的課表上加入臥推這項；但如果你已經訓練過一段時間，而且已經把胸部練得不錯，那麼你可以保持一定量的伏地挺身以及一些啞鈴訓練。多年來我已經和無數客戶談過關於一個理想的男性體型應該練成怎樣，而我們總是在大胸肌上達成共識，那才像一位常上健身房的男性該有的體態，而且相較小一點而線條分明的胸肌但有著寬廣的背肌、厚肩膀和粗壯的手臂看起來更自然。總之我們能透過這些線條知道是認真訓練的成果，而不是常來健身房打打卡而已。

胸肌與
三頭肌訓練

臥推 BENCH PRESS

　　要進行臥推可以有很多種方式，舉例來說，如果你是一個健力運動員，你的作法可能會不太一樣。如果你喜歡像健力選手那樣做，那很棒！我沒有什麼可以補充的，我只是想確定你對於這些訓練都有基本概念而已。在執行臥推時，你可以在長凳上躺下，讓你頭部稍微位於槓鈴下方之前；接著你雙手與肩同寬握住槓鈴，有些人可能喜歡稍微握寬一點也有些人喜歡窄一些，這些都是可以的。只要了解一件事，你握得越寬，對於肩部的壓力相對會越大。我希望你用比較安全的方式來訓練，所以我建議與肩同寬就好，用你的手指好好包覆住長槓，稍微用點力將它從架子上推起來，當槓鈴在你之上，請確認你的臀部有靠在長凳上，你的兩組肩胛骨往彼此拉近，而你的斜方肌是緊貼於長凳上保持頭部自然姿勢，用力時你的頭部不應該移動，除非你有頸部問題；吸氣屏氣然後吐氣，慢慢將槓鈴往下放，此時你的手肘應該會稍微和身體摩擦到，注意你的臀部在全程都不要離開椅面，這對於保護你的背部和脊椎來說至關重要。你可能會看到健身房裡有人用很誇張的姿勢來臥推，或因為用力過度讓身體產生扭曲，事實上那真是很糟糕的行為，握住槓鈴時感覺其壓力，然後一邊吐氣一邊將槓鈴往上推，如果你身邊只有啞鈴，你也可以使用它來進行這項訓練。

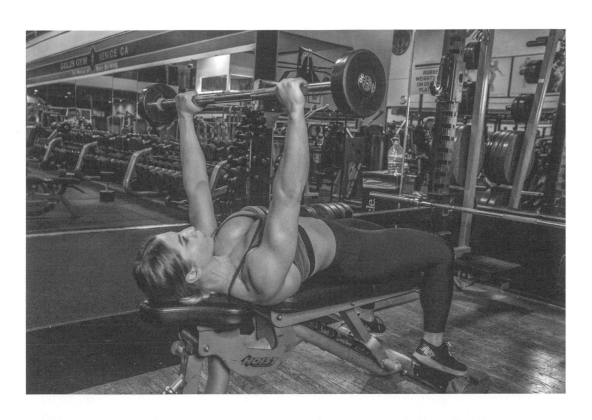

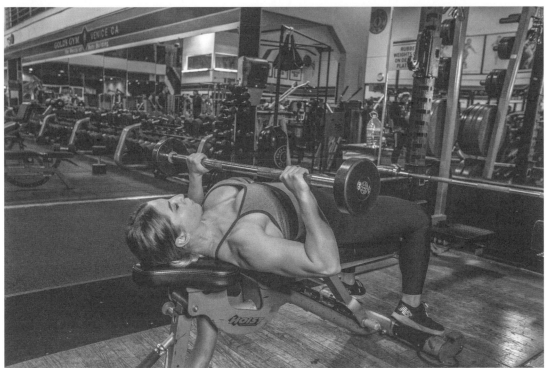

仰臥肱三頭肌伸展 LYING TRICEPS EXTENSIONS

　　仰躺在長凳上，背部緊貼長凳感覺身體緊靠在地面之上。使用啞鈴或是W型槓鈴，將之高舉於肩部之上，手肘緩緩彎曲，將其慢慢往頭部的位置帶，感受你三頭肌的伸展，接著將啞鈴或槓鈴再度往上舉，全程保持肘部朝上。

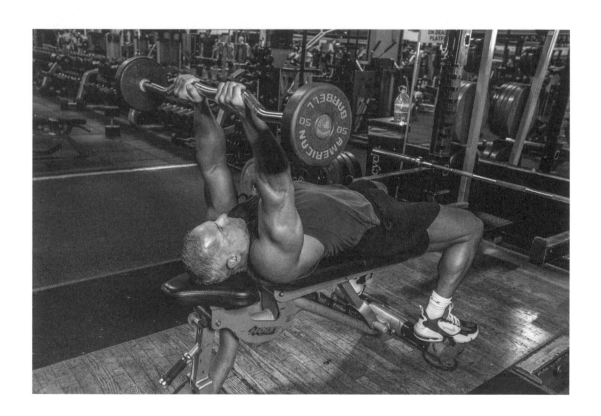

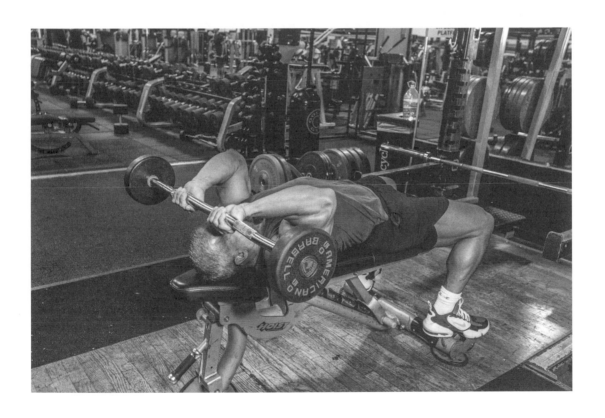

肱三頭肌滑輪下壓 CABLE TRICEPS PUSH-DOWN

面對高拉滑輪機站立，雙手握住滑輪握把或握桿，手肘保持彎曲雙臂可往彼此靠近，掌心朝下抓住握把或握桿，接著使用三頭肌用力往下壓，當你雙臂完全伸展，保持這姿勢幾秒，接著慢慢回到起始位置然後重複動作。

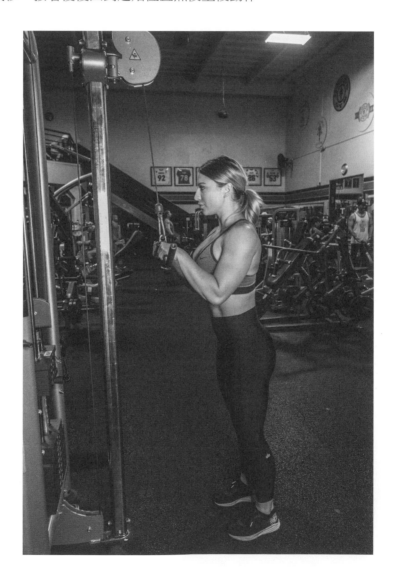

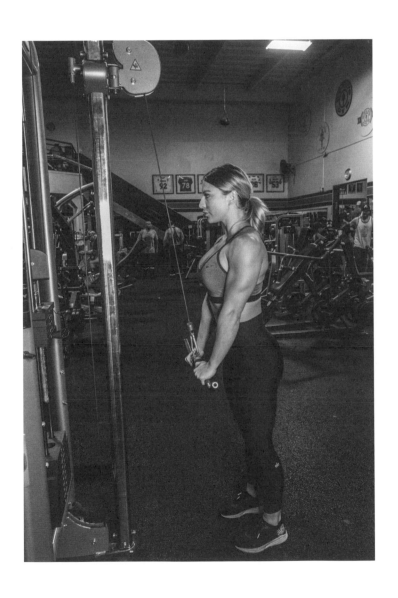

變化型：反向單臂肱三頭肌下壓（未以照片呈現）

**VARIATION
REVERSE
SINGLE-ARM
TRICEPS
PUSH-DOWN**

掌心朝上，單手握住滑輪握把緩緩往下拉直到手肘來到身體側邊。然後回到起始位置並反覆動作。

雙槓撐體 DIP

　　請使用雙槓撐體架來進行，這是強化三頭肌、肩部與胸部肌肉最有效的訓練之一。雙手握住雙槓握把，雙腳彎曲交叉增加穩定度，以雙手支撐將身體慢慢往下沉，直到手肘半彎的位置，然後再緩緩回到起始位置，不要讓身體降到太低，也不要降得不夠低以免未達該有的訓練效果，如果你覺得自己已經游刃有餘，你可以使用負重腰帶來增加重量。

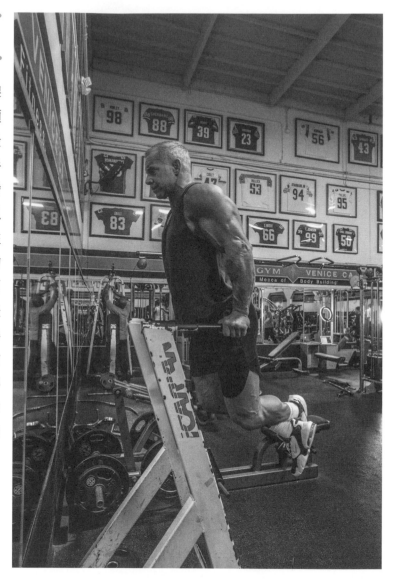

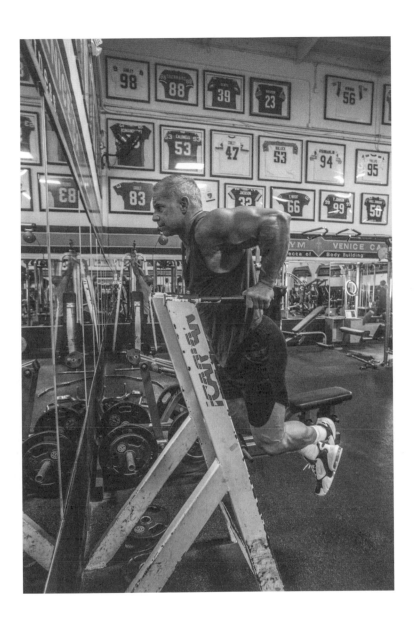

啞鈴飛鳥 DUMBBELL FLYES

　　躺在長凳上，將啞鈴高舉於肩部上方，保持手肘微彎，將雙臂往外緩緩放下直到胸部感覺緊繃，使用胸肌用力將雙臂拉回起始位置，然後重複動作。謹記過程中保持手肘微彎，並且勿將雙臂放到低於長凳的位置。

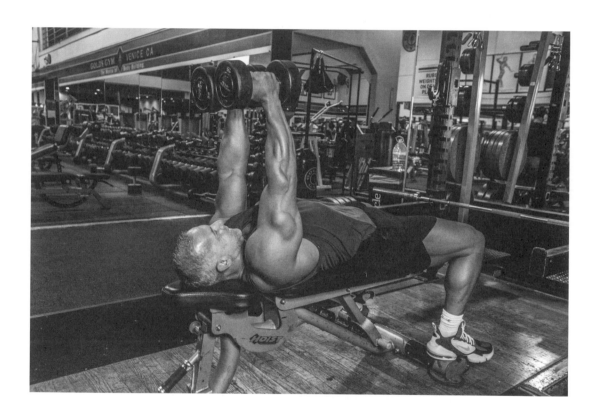

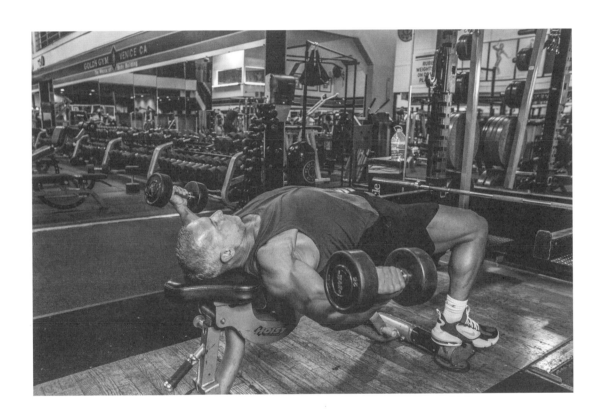

伏地挺身 PUSH-UP

　　將雙掌手指往前置於與肩同寬的位置，彎曲雙臂將身體往下帶直到手肘與地面平行，接著以雙臂發力將身體往上帶回起始位置，然後重複動作。

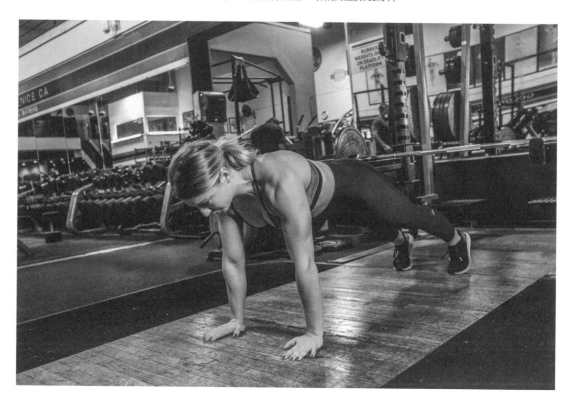

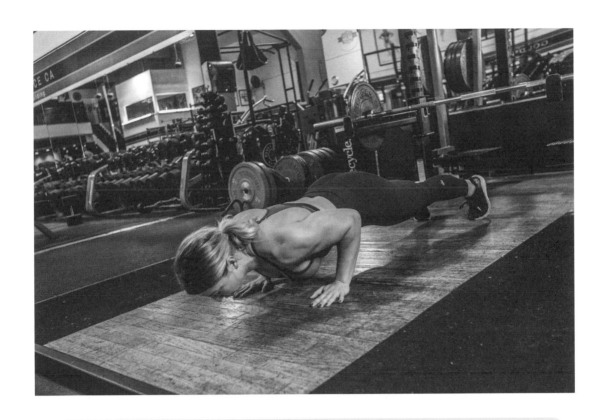

變化型：俯衝式伏地挺身（未以照片呈現）
VARIATION DIVE BOMBER PUSH-UPS

　　以伏地挺身起始動作開始，但將臀部儘可能抬高，看起來就像一個倒V型，將臀部往下推，保持雙腳打直同時彎曲雙臂，將身體往前往下推直到幾乎與地板摩擦到，雙臂用力將身體推回起始位置直到完全伸展，然後重複動作。

啞鈴俯身臂屈伸
DUMBBELL
KICKBACK

　　單腳跪在長凳上，
一隻手握住啞鈴，保持
背部打直、膝蓋微彎，
亦可以用另一隻手扶在
長凳上保持身體穩定，
此時你的身體軀幹應該
幾乎與地面平行，用力
將啞鈴往身後帶直到手
臂打直，讓三頭肌變得
緊繃，到位後保持動作
幾秒，然後緩緩回復到
起始位置，換手重複同
樣步驟。

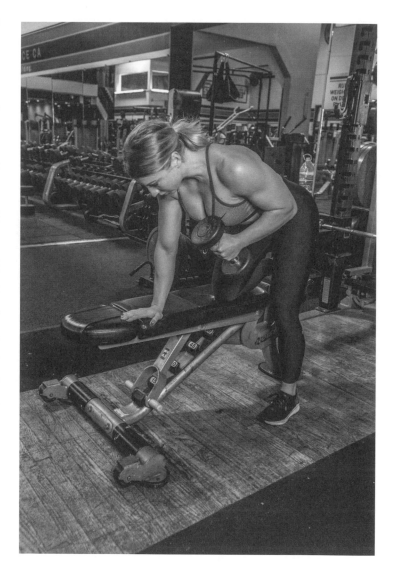

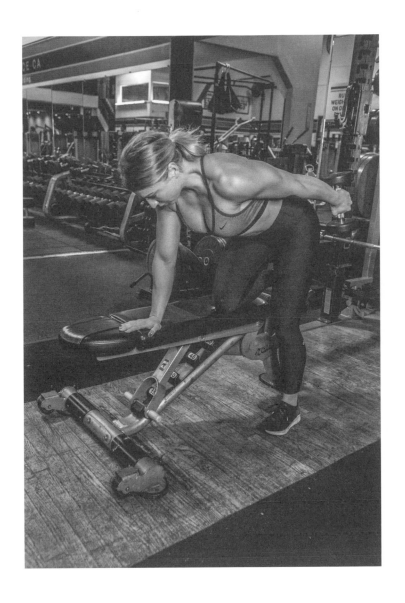

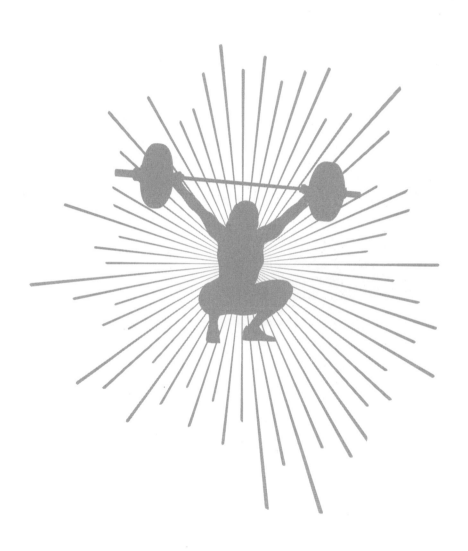

肩部訓練

肩推舉 MILITARY PRESS

　　在架上將槓鈴或長槓調整在頭部上方的位置，進到槓鈴下方並將之舉出架外，此時槓鈴應該位於你鎖骨的位置，稍微扣在你下巴下方，雙腳打開與肩同寬，接著你開始將槓鈴往上推，以一個弧線路徑經過臉頰到頭頂，並注意不要撞到你自己，然後將槓鈴高舉到頭頂，讓雙臂充分伸展。不要直線往上舉要以弧線繞過頭部，伸展時也請保持肩部柔軟度勿過度用力，你也可以使用啞鈴進行此項訓練；你也可以使用分腿站立的方式來進行，如此可以降低脊椎和髖部過度伸展的風險。

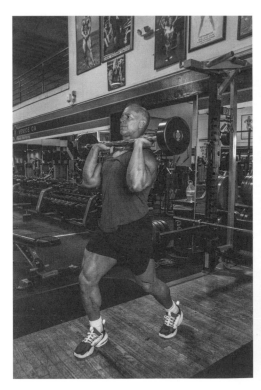 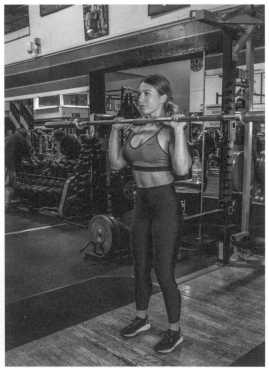

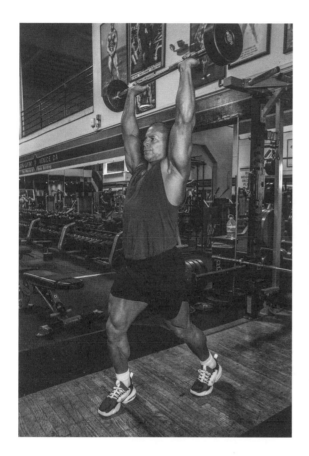
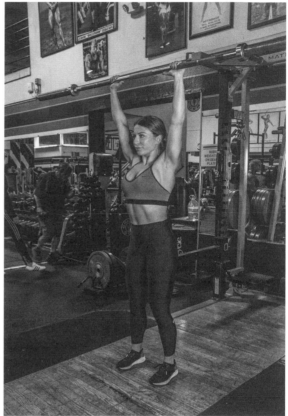

變化型：借力推舉（未以照片呈現）
VARIATION PUSH PRESS

　　這動作與肩推舉類似。將槓鈴握於鎖骨前雙腳微微半蹲，使用臀部與膝蓋發力，將力量藉由將雙腳打直從下盤爆發性往上推，將槓鈴往上舉。本動作重點在借雙腿及髖部力量幫助將長槓往上推直至完全伸展，請以慢下快上的方式覆此動作。

阿諾推舉 ARNOLD PRESS

　　這也是肩推舉的變化型。雙手將啞鈴反握置於肩部上方位置，接著將啞鈴往上舉並同時外翻，直到雙臂完全伸展，慢慢將啞鈴放下，同時旋轉啞鈴到起始位置，然後重複動作。

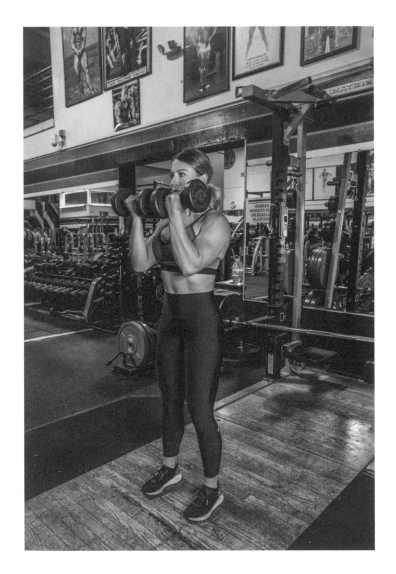

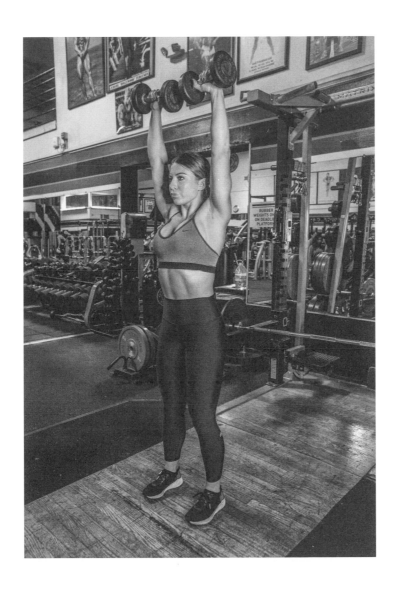

後三角肌側平舉
REAR DELT
RAISES

雙手各握一個啞鈴，將上身往前彎至大約45度的角度，保持背部挺直，膝蓋微彎保持彈性，將啞鈴往外往上舉，謹記不要舉高過肩部，使用三角肌發力慢慢回到起始位置再重複動作。

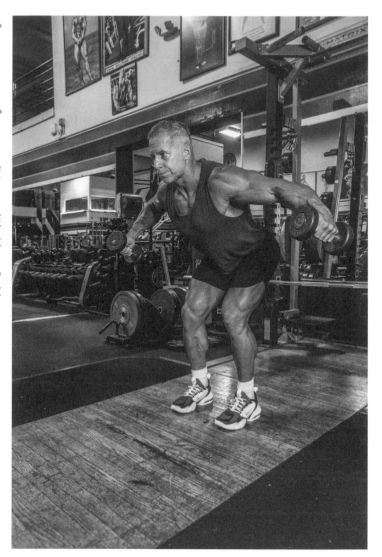

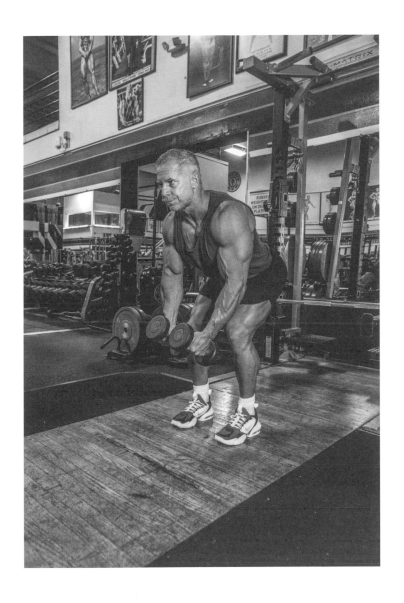

啞鈴側平舉 LATERAL DUMBBELL RAISE

　　身體站直雙膝微彎，雙手各握一個啞鈴，置於髖部位置雙掌相對，保持手肘微彎，雙手用力往上打開將啞鈴往上帶，直到肩部高度，保持動作幾秒，然後緩緩下降到起始位置。

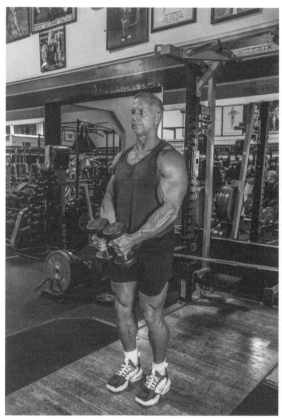 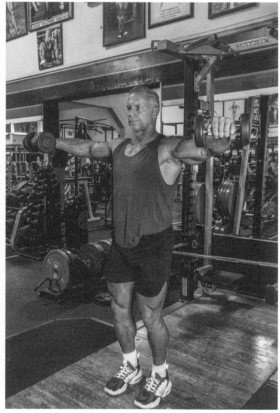

啞鈴前平舉 FRONT DUMBBELL RAISE

　　身體站直雙膝微彎，雙手打直各握一個啞鈴置於髖部位置，雙掌朝身體方向，啞鈴呈一直線，保持雙手打直，單手或雙手發力將啞鈴直線往上帶到肩部高度，保持動作幾秒，然後緩緩下降到起始位置。

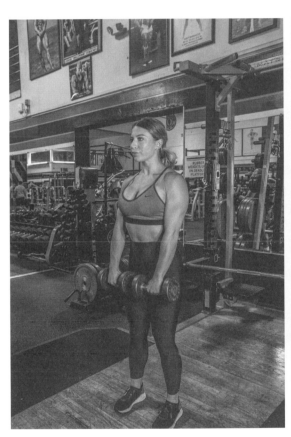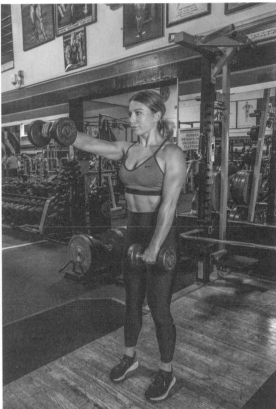

直立划船 UPRIGHT ROW

雙手將槓鈴握於髖部前面，雙掌略窄於肩膀（你也可以使用啞鈴來進行），彎曲手肘使力將槓鈴往上提，直到它接近要碰到你下巴，維持此姿勢幾秒，然後緩緩回到起始位置。

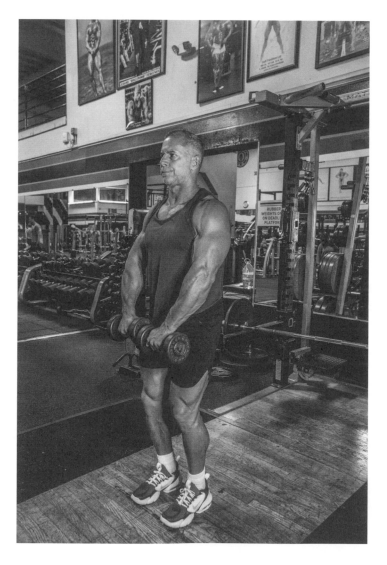

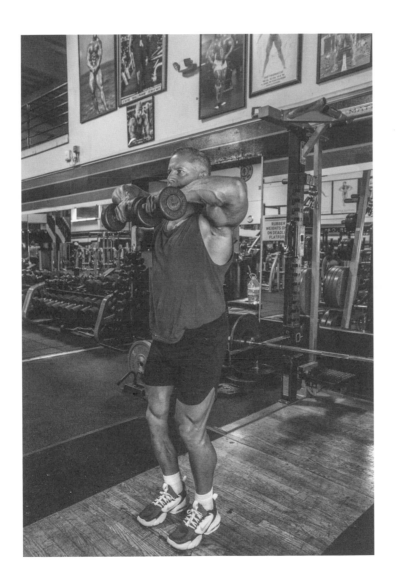

布萊德·彼特的課表——2003年6月17日

練腿日
超級組：
腿部伸展 90 磅 × 15次，× 15次，× 15次，× 15次

伏地挺身 × 15次，× 12次，× 12次，× 12次

仰臥起坐 × 15次，× 15次，× 15次，× 15次

深蹲 50磅 × 20次，135磅 × 15次，165磅 × 15次，185
磅 × 15次，205 磅 × 12次，225磅 × 10次，245磅 ×
8次

腿部推舉 90 磅 × 20次，140磅 × 20次，180磅 × 20
次，180磅 × 20次
腿部彎舉 60磅 × 15次，70磅 × 12次，70磅 × 12次，70
磅 × 10次，70 磅 × 10次

機器站立舉踵 100磅 × 20次，110磅 × 20次，120磅 ×
18次，130磅 × 17次

腿部訓練

槓鈴蹲舉 BACK SQUAT

　　槓鈴或長槓應置於架上肩膀高度的位置，進到槓鈴下方讓它靠在背上位於脖子下方的位置與雙肩後方，不要退到太後面的位置，這只會浪費你的體力，用力握住槓鈴並保持手肘靠緊身體，雙腳打開微微超過肩膀寬度，但不要太寬；在深蹲時你會需要打開髖部讓身體可以往下坐，雙眼平視正前方，保持脖子在中間位置，當你開始往下蹲時，把雙膝往兩邊打開臀部往後推，直到大腿與地面平行，若你能蹲更低會更好，直到你大腿後肌碰觸到小腿肚。這動作也可以使用啞鈴進行，可以雙手握住啞鈴放在身體兩側，或握住一個啞鈴舉在胸前，或是根本不使用重量（徒手深蹲）。

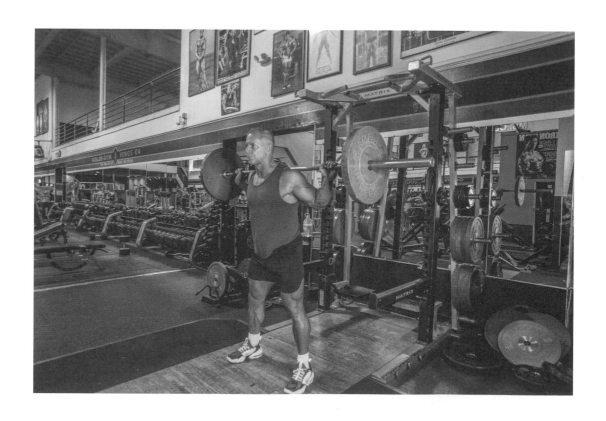

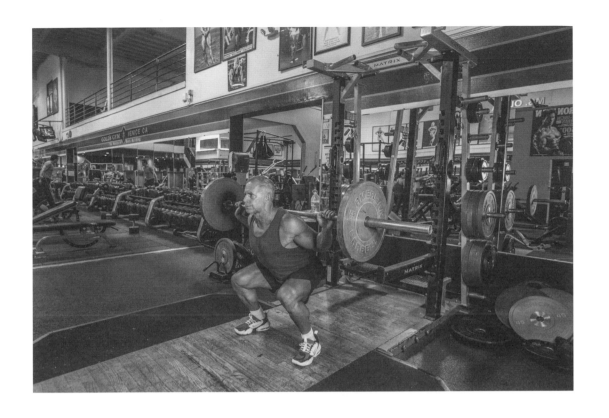

變化型：怪獸級的20下呼吸深蹲訓練（未以照片呈現）
VARIATION BREATHING SQUATS/SETS OF 20

　　當你已經更熟悉深蹲這項訓練時，有一種非常有效的深蹲訓練叫做「呼吸深蹲法」，作法是一口氣做很多次（例如20次），你得費力克服各種困難痛苦來加速你的新陳代謝，這是一種早期健美運動員所使用的重要技巧。你需要的是做好心理準備，深呼吸然後開始，你必須不斷地深蹲，每一次都必須保持蹲到大腿與地面平行，把身體拉起來深呼吸幾口，接著繼續蹲，當你越進行到後面的階段，你的呼吸變得越重要，所以在每一次的深蹲之間儘可能多深呼吸幾口，你也必須全程保持精神貫注。

前槓鈴蹲舉
FRONT SQUATS

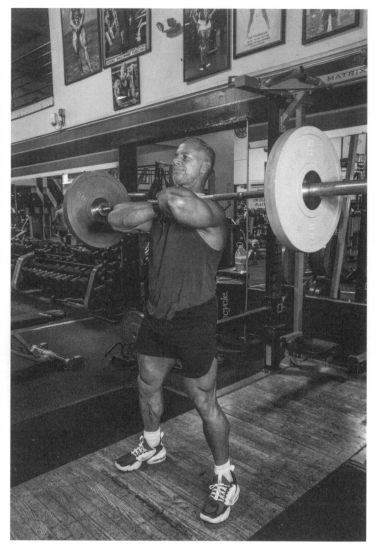

　　將槓鈴或長槓穩穩置於蹲舉架上，設於胸部中段的位置，兩手掌心朝上，以手指扣住槓鈴，寬度略大於肩膀，也可以使用照片中雙手交叉壓住長槓的方式來進行，踏近槓鈴，用1/4蹲的方式將身體放低，讓槓鈴中心碰觸到胸部上方的位置，握住槓鈴的同時，將雙手手肘儘可能向前舉高不要掉下來，蹲下時也要讓手肘儘可能提高，這方式可以讓你上身保持直立，而且可以確保讓槓鈴鎖定在你手裡和胸部及肩膀之間，這時你便可以安全地將長槓舉離蹲舉架，雙腳打開與肩同寬，腳掌稍微朝外，好好握住槓鈴，深呼吸以便填滿胸腔並保持身軀強度，接著就可以彎曲你的膝蓋來深蹲。深蹲時記得讓膝蓋儘可能往外張開，腳跟保持著地，蹲到你的大腿至少與地面平行，然後慢慢回復到站立的姿勢。

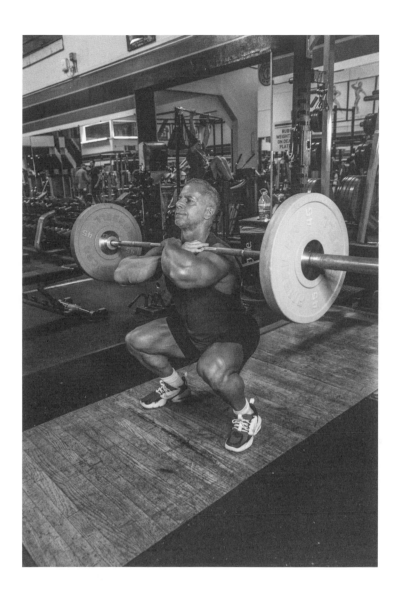

哈克深蹲 HACK SQUAT

　　將槓鈴置於身後的地面上，雙腳與肩同寬站立，蹲下時用雙手向後抓住槓鈴，雙手掌心向後與肩同寬握住槓鈴，做好準備動作。握住槓鈴後站起來，然後深蹲讓槓鈴碰到地面，全程保持頭朝上雙眼平視前方，並且上身與背部打直，慢慢蹲下時吸氣，站起時利用踝關節與臀部施力到背打直時要吐氣。你也可以使用哈克深蹲機來訓練（如圖），設定好機器然後以同樣的方式深蹲並撐起身體到站立，然後重覆。

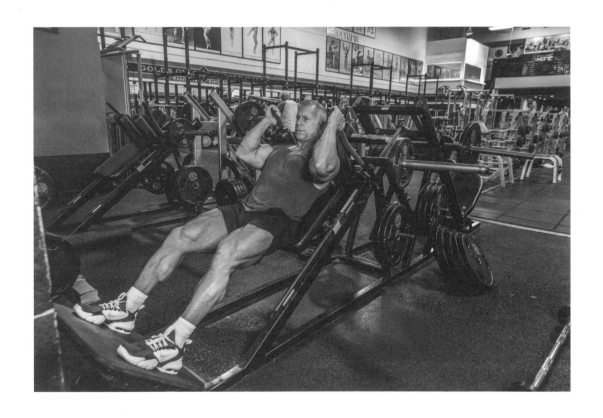

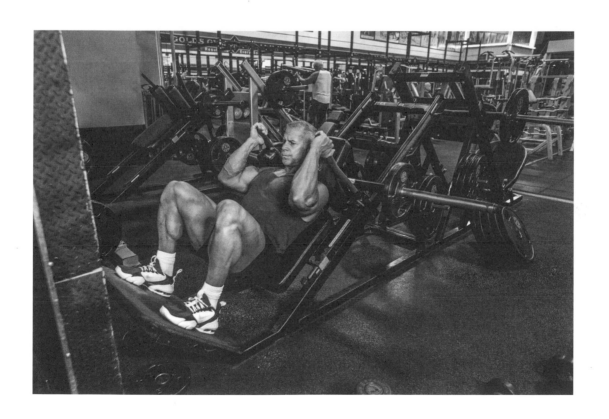

大腿推舉 LEG PRESS

　　此訓練請使用腿部推舉機器。先設定好想要的重量，坐上機器後雙腳打開與肩同寬，然後雙手握住握把踩著踏板往上推蹬，推到底後，慢慢彎曲膝蓋回到起始位置，重複動作。

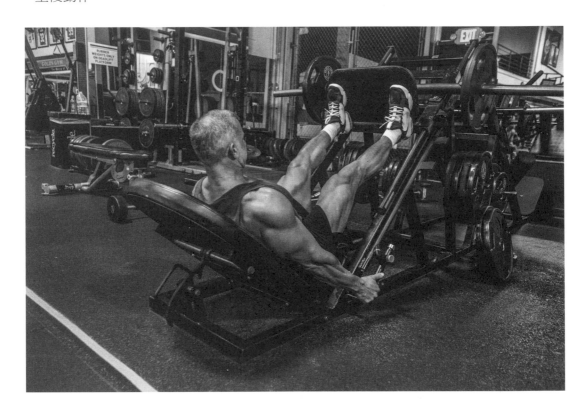

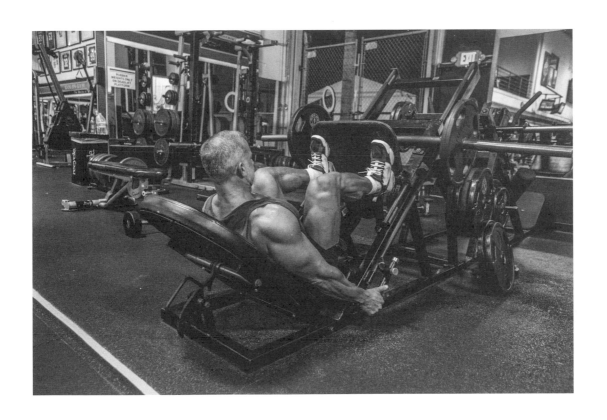

大腿伸展 LEG EXTENSION

　　此訓練同樣需要使用大腿伸展機器。設定好重量之後，坐上機器調整好腳靠墊到腳踝位置，雙手握住握把，使用股四頭肌將雙腳往上舉，同時吐氣，慢慢彎曲膝蓋讓雙腳回到起始位置。

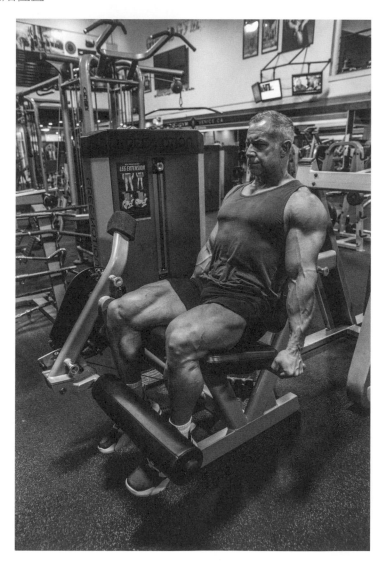

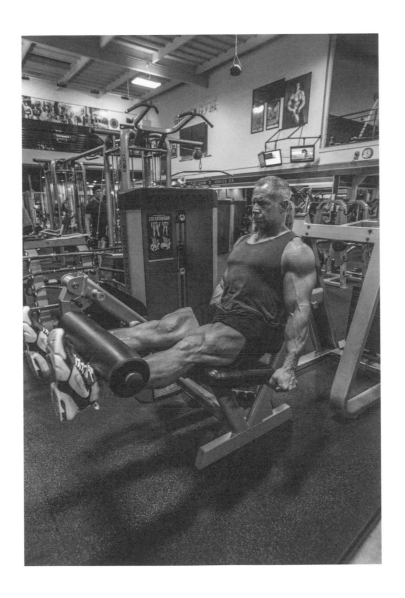

大腿彎舉 LEG CURLS

在健身房中找一台腿部彎舉機器來做此訓練，不管臥式（照片所示）或坐式都可以達到同樣的訓練效果。躺上機器之後，注意膝關節要和機器的軸心對齊，然後就可以發力將雙腳往上舉，直到你大腿後側肌群的位置，接著慢慢伸直雙腿，將腿部靠墊放下回到起始位置。如果沒有機器可使用，也可以用啞鈴替代，做法為在長凳上面朝下躺下，用腳踝將啞鈴夾住，然後做同樣彎舉的動作。

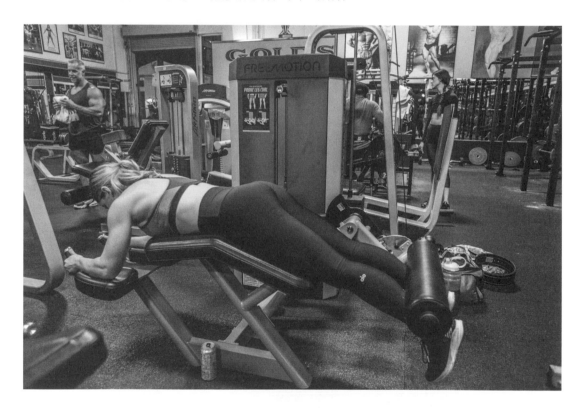

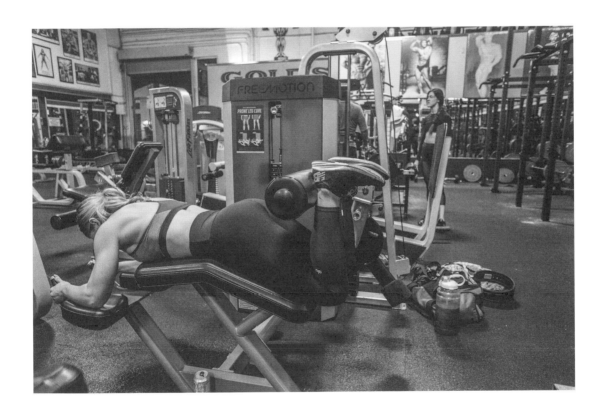

舉踵
CALF RAISES

在使用舉踵機器的情況下，身體往前靠在靠墊上，雙肩頂住槓墊，雙手握緊握把，雙腳平行，以前掌站在橫桿上，注意腳尖不要朝外，儘可能踮起腳尖越高越好，同時以推蹬的力量讓雙肩將機器滑板往上頂，到頂時停住幾秒，然後慢慢回到起始位置，同時伸展腳踝。在沒有機器可使用的狀況下，也可以使用啞鈴或槓鈴，雙手握住啞鈴或將槓鈴扛在肩上，踩在階梯的邊邊或直接站在地板上，同樣使用踮腳推蹬的力量將身體往上帶，然後慢慢回到起始位置。

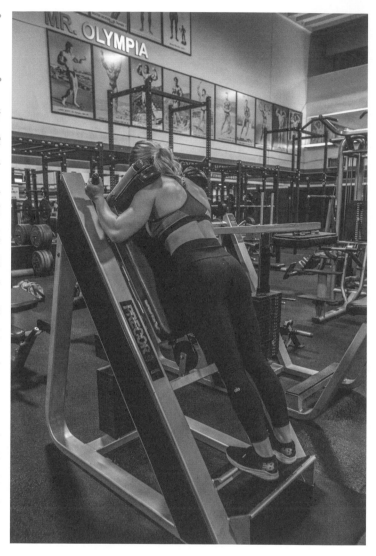

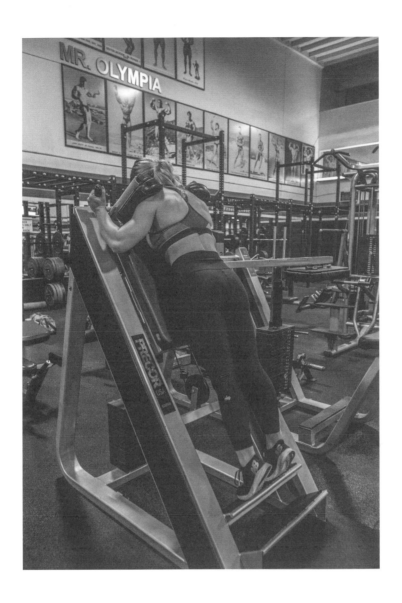

克里斯‧漢斯沃的課表——2011年3月14日

練背十二頭肌
機器背部下拉訓練 90 磅 ╳ 20次，140 磅 ╳ 15次，180 磅 ╳ 15次，230 磅 ╳ 12次，270 磅 ╳ 10次，300 磅 ╳ 8次

啞鈴划船 65 磅 ╳ 15次，70 磅 ╳ 15次，75 磅 ╳ 12 次，80 磅 ╳ 10次，85 磅 ╳ 10次，90 磅 ╳ 10次

啞鈴彎舉 30 磅 ╳ 15次，35 磅 ╳ 15次，40 磅 ╳ 15 次，45 磅 ╳ 12次，50 磅 ╳ 10次，45 磅 ╳ 6次，40 磅 ╳ 6次，35 磅 ╳ 11次，30 磅 ╳ 15次

機器背部伸展 ╳ 15次，╳ 15次，╳ 15次

腹肌訓練（仰臥起坐 ╳ 25次，捲腹 ╳ 25次，手持10磅 藥球進行俄羅斯轉體 ╳ 25次）╳ 4回合

背部與
二頭肌訓練

硬舉 DEAD LIFT

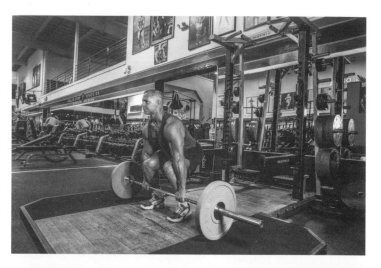

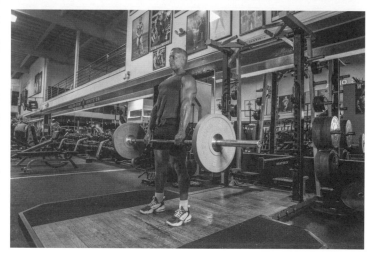

我建議進行此訓練時請雙腳打開稍微少於肩寬，儘管有些人喜歡以與肩同寬的方式來進行，故你也可以試試看哪一種對你比較有幫助，立定跳時看看你雙腳落地的位置也是個好方法。起始時，你的小腿脛應該和槓鈴保持大約1英吋的距離，彎身蹲下然後雙手抓握住槓鈴，有兩種抓握方式，一種是正握法（如圖所示），雙手手掌背朝前，指關節由上往下抓住槓鈴，這可以保持肌肉平衡而且比較容易上手；但當你越舉越重時，我會建議你使用正反握法，也就是一手正握，一手手掌朝外反握，通常你的慣用手會使用正握。接著你就可以開始深蹲，保持膝蓋彎曲，將臀部往後坐，然後雙腿打直發力將槓鈴舉起；硬舉時你的上身應保持挺直，背部在中立位置，舉到頂時鎖住動作，此時你的身體與地面呈垂直，接著，慢慢將槓鈴放回地面，不要用丟的還是甩的，如果你如此做只是在欺騙自己，這是因為將槓鈴放回地面的過程也是強健肌力的一個重要步驟。

相撲硬舉 SUMO DEAD LIFT

做相撲硬舉時，你的雙腳應該儘可能打到最開，雙臂與肩同寬，深蹲時放在兩腿的內側，你可以使用雙手正握、反握或正反混合法握住槓鈴，深吸一口氣，彎曲膝蓋將臀部往下往後推，保持胸部挺立面朝正前方，深蹲時身體儘量下蹲，膝蓋和臀部儘量伸展，然後將槓鈴沿著脛骨往上拉舉。當槓鈴通過膝蓋位置時，將身體打直臀部往槓鈴的位置用力推，並將肩胛骨收緊勿聳肩，放下時慢慢將槓鈴放回地面並保持穩定。

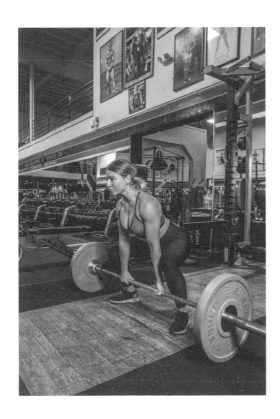 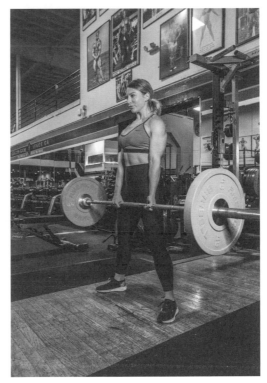

槓鈴划船 T-BAR ROWS

　　跨站在槓鈴兩側，兩手臂伸直正握住「T」形槓把柄，曲膝直到上身和地面呈45度角，（可以加裝雙D型手把幫助抓握），然後將「T」槓往腹部方向拉，到位後停住幾秒，然後放回原位。

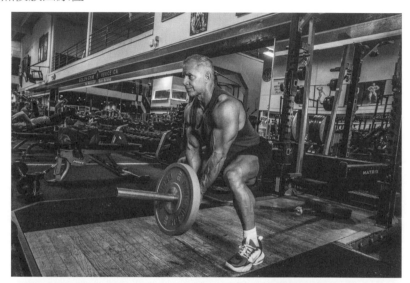

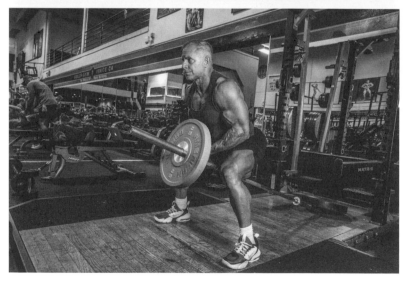

滑輪划船 CABLE ROWS

　　坐上一台滑輪划船機，雙手握住D型滑輪握把，上身挺直背部保持中立位，將握把往身體拉，直到雙手碰觸到腹部，接著背部用力然後將握把緩緩放回原位。

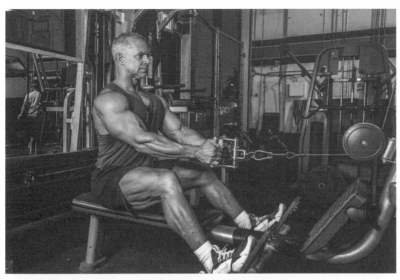

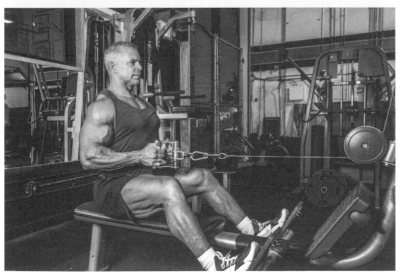

屈體槓鈴划船 BENT-OVER BARBELL ROW

　　使用正握法握住槓鈴，將上半身往前彎到腰部位置，雙膝微彎，背部保持中立位，將槓鈴往上拉到你肋骨的位置，背部用力往後拉緊，然後將槓鈴放回起始位置。

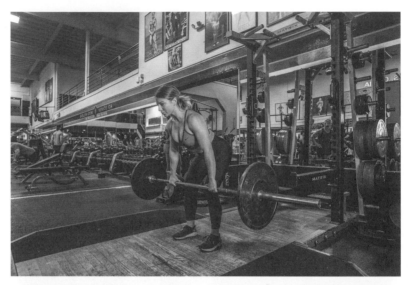

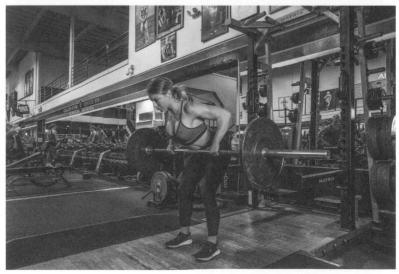

啞鈴划船 DUMBBELL ROW

　　一隻手扶在長凳上保持身體穩定，同邊單腳跪在長凳，另一隻手握住啞鈴，身體朝前彎下，用力將啞鈴往上拉向自己的肋骨位置，然後緩緩回復到起始位置。換手重複同樣步驟。

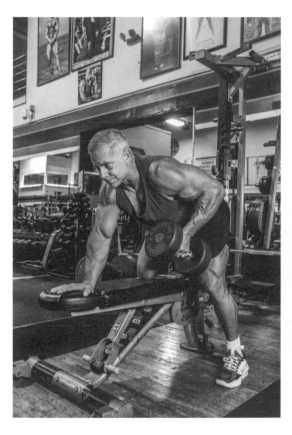
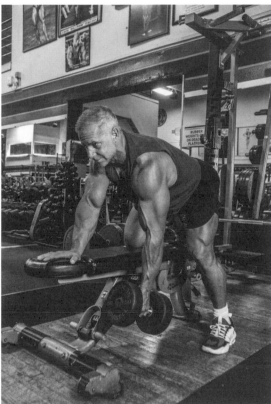

槓鈴彎舉 BARBELL CURL

　　雙手與肩同寬握住槓鈴，掌心朝前手肘往身體靠攏，保持雙臂穩定，同時收縮二頭肌將槓鈴往上彎舉，將槓鈴緩緩放回起始位置再重複動作。

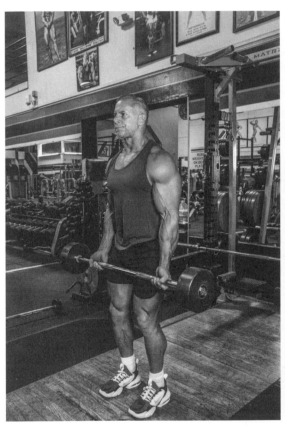
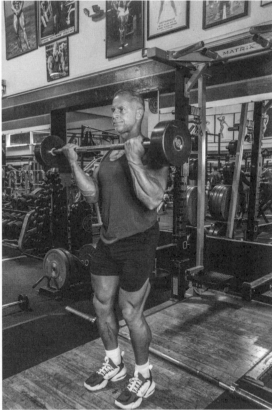

啞鈴彎舉 DUMBBELL CURLS

　　此訓練可以站姿或坐於長凳上來完成。起始時，雙手握住啞鈴自然垂置於身體兩側，雙手掌心相對，注意手肘緊靠身體保持手臂穩定，收縮二頭肌將啞鈴往上彎舉，此時掌心應該旋轉朝向面部，慢慢將啞鈴放回起始位置然後同手或換手重複動作。

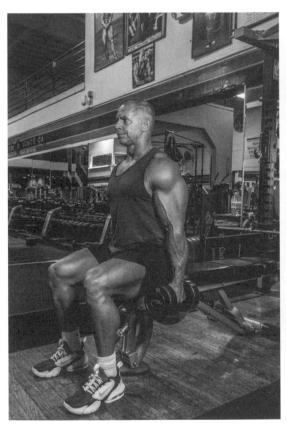 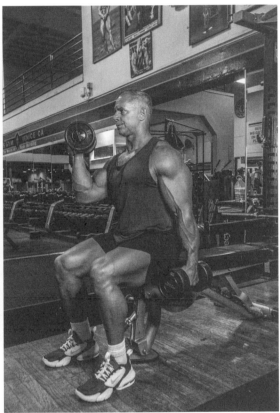

反握二頭肌彎舉 REVERSE GRIP BICEP CURL

雙手掌心向下握住W型槓鈴，將槓鈴往上彎舉然後緩緩放下，全程注意手肘要靠緊身體。

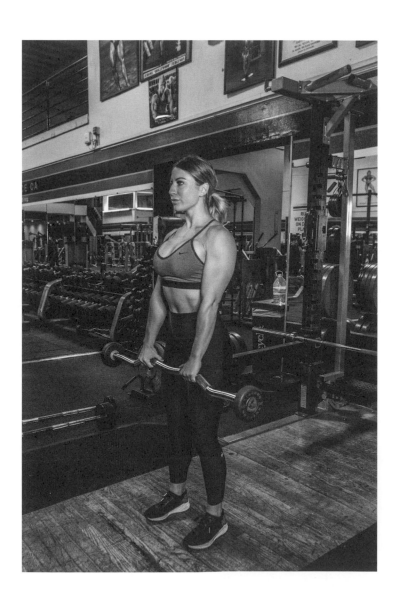

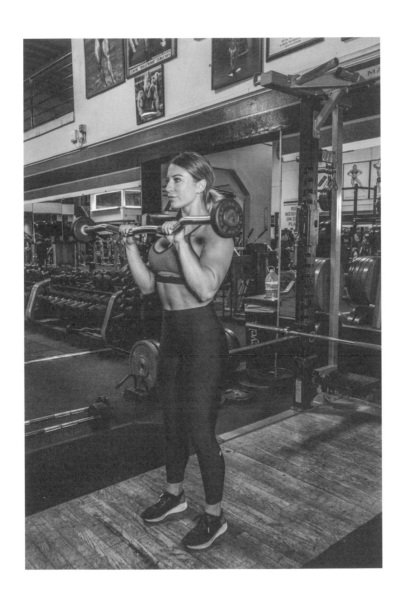

引體向上 PULL-UP

　　雙手與肩同寬打開，以正握法朝上抓握住機器握把，手臂發力將胸部儘量往握把位置上拉，讓頭部超過握把位置。

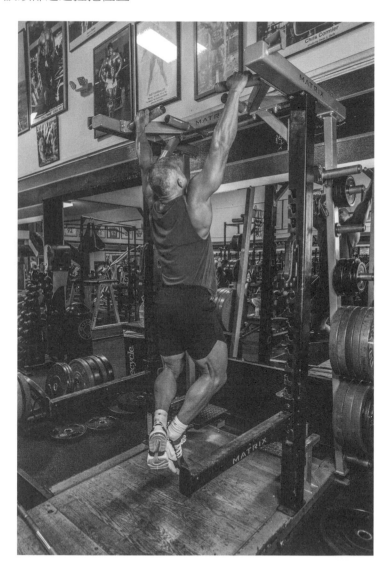

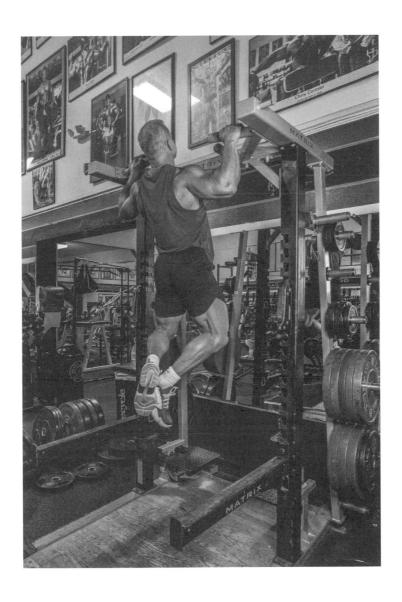

滑輪下拉 PULLDOWNS

　　使用高拉滑輪訓練機，以你喜歡的方式與寬度握住握把橫桿，將上身收緊打直，然後將橫桿往自己方向拉直到碰觸到上胸，專注發力在收縮背部肌肉上，接著緩緩將橫桿放回起始位置。你可以用正手握或反手握的方式來訓練不同的肌群。

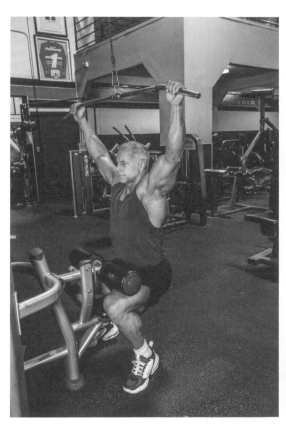
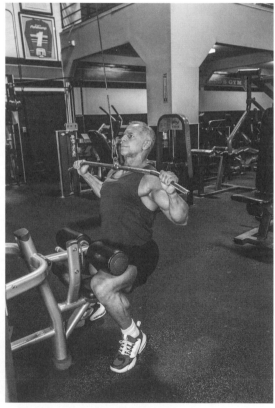

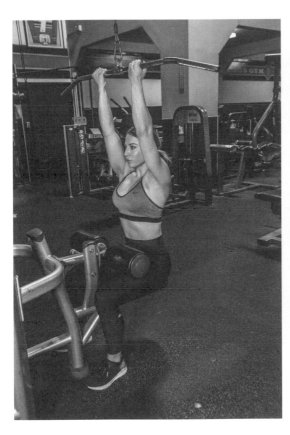
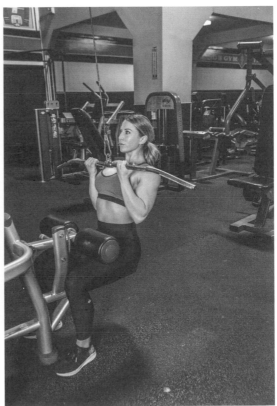

腕部彎舉
WRIST CURL

　　雙手朝上握住啞鈴或小型槓鈴，前臂靠於長凳坐墊上，上身挺直保持穩定，維持前臂不動以腕關節將啞鈴往上彎，然後緩緩放下。

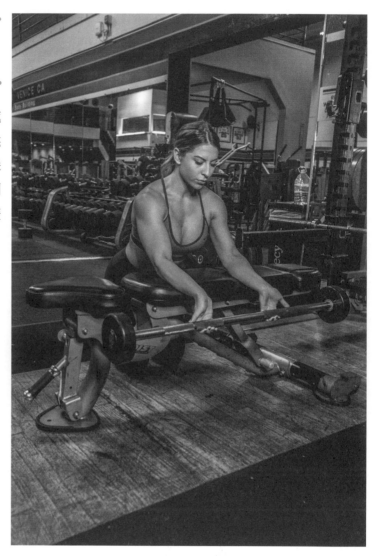

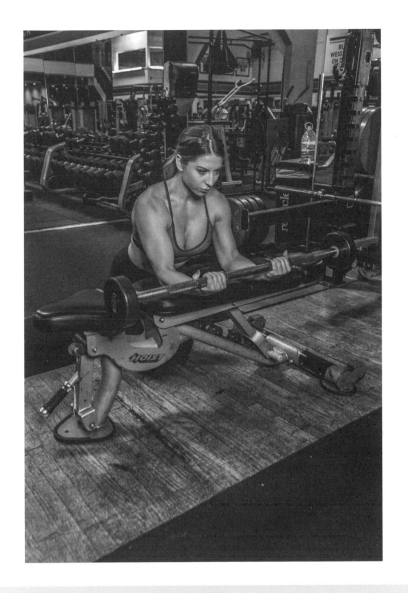

變化型：背部伸展（未以照片呈現）
VARIATION HYPEREXTENSION

　　靠在羅馬椅上，雙臂交叉扣於胸前或背在頭後，然後以腰部彎曲儘量將上身往前往下伸展，注意保持背部挺直，把上身挺回起始位置然後重複動作。你也可以握住一片槓片來增加難度。

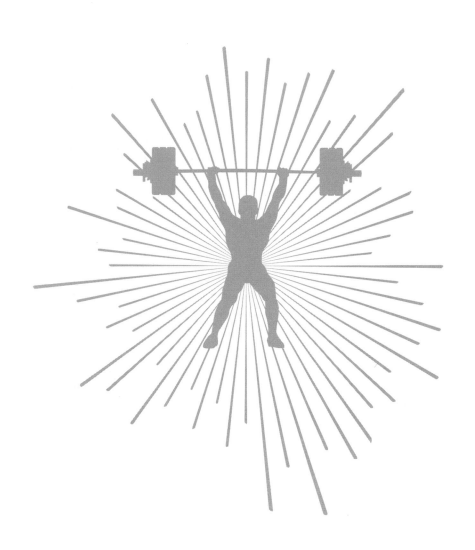

增強式訓練

跳箱（未以照片呈現）

跳箱（未以照片呈現）
BOX JUMP

以舒適的距離站在一個木箱或長凳前，雙腳打開與肩同寬，同時保持身體平衡，準備要跳之前，快速將身體往下推成1/4蹲的姿勢，接著伸展你的臀部並擺動雙臂，同時，雙腳往下用力踩蹬，讓你往箱上跳。

徒手深蹲
AIR SQUAT

這是一個非常簡單而且不需要器材就可以完成的訓練。深蹲時雙手往上打開，蹲到至少大腿與地面平行的位置。

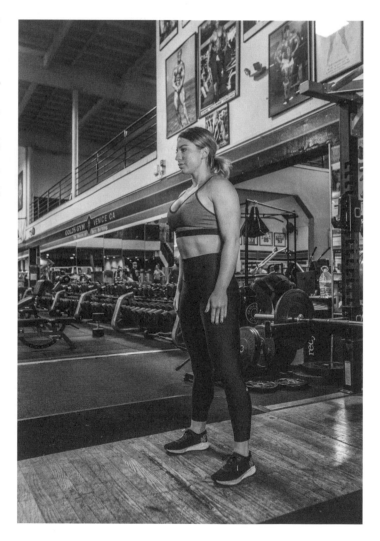

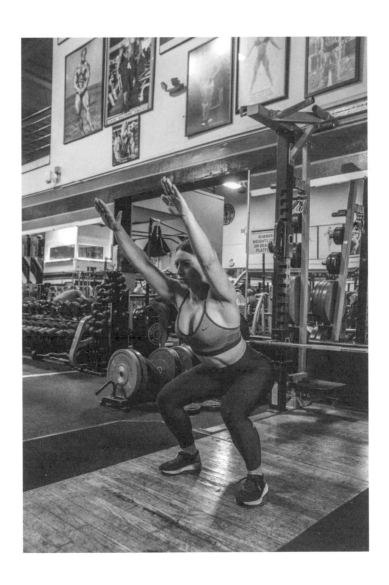

深蹲跳 JUMP SQUAT

採用徒手深蹲的動作，但蹲到底時往上跳起。重複動作至所需次數。

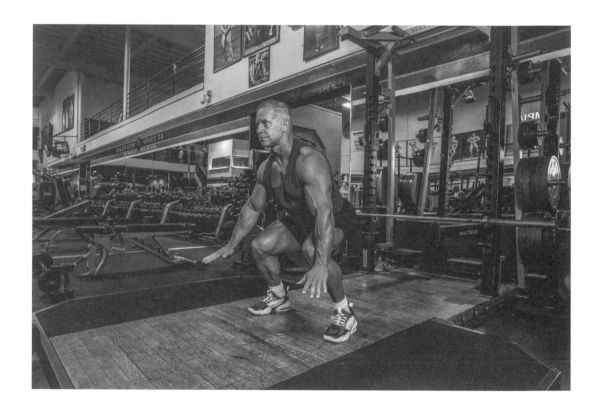

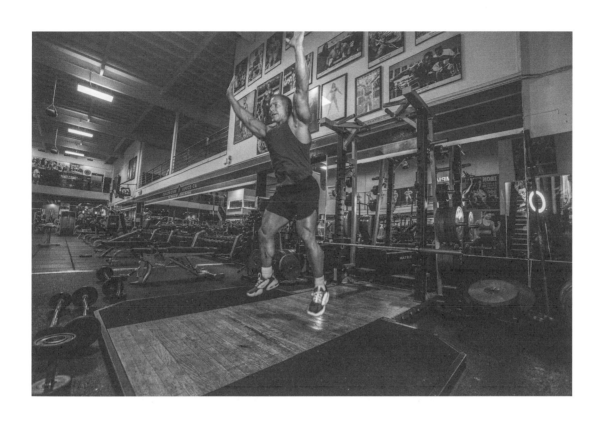

單臂啞鈴抓舉 SINGLE-ARM DUMBBELL SNATCH

單手握住啞鈴，深蹲同時將之置於雙腿之間，儘可能蹲低些，接著使用臀部發力，爆發性地加速將啞鈴往上舉，直到啞鈴位於頭部上方，此時注意手臂打直。

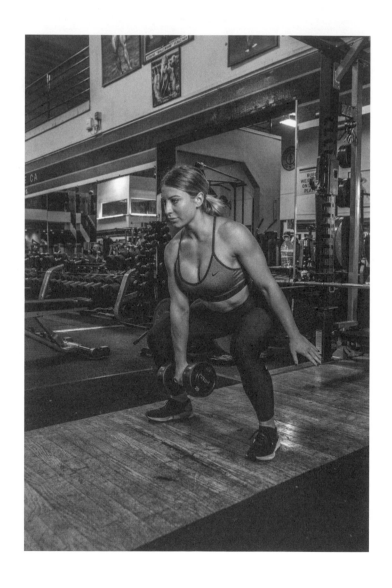

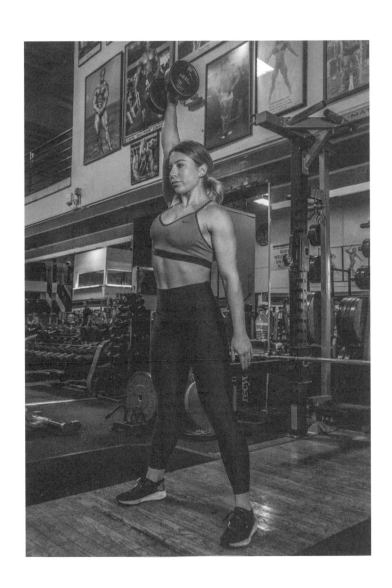

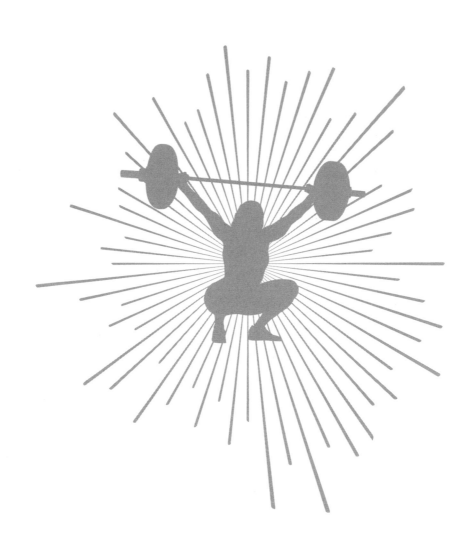

心肺訓練

波比跳 BURPEE

雙腳與肩同寬打開站立，彎曲膝蓋蹲下直到雙手手掌可以放在地面上，雙腿往後快速踢出，同時迅速將身體往下壓，手肘彎曲呈現伏地撐腿的姿勢，接著縮腳撐起回到深蹲姿勢，然後爆發性往上跳。波比跳有很多變化，你可以試試哪一種最適合你。

壺鈴擺盪 KETTLEBELL SWING

雙手握住壺鈴置於身體之前，雙腳打開略寬於肩寬，將壺鈴往後刷過大腿內側，延伸膝蓋與臀部，然後迅速將壺鈴往上提，擺盪壺鈴的高度可以拉到肩部位置，然後慢慢放回起始位置完成一個循環。

登山式 MOUNTAIN CLIMBERS

從伏地挺身的姿勢起始，以雙手和腳趾支撐身體重量，將一隻腳彎曲往身體抬，直到腳靠近臀部下方，然後放回起始位置，換腳然後重複動作，爆發性的雙腳互抬做到計劃的訓練時間或次數。

腹肌與核心訓練

蝶式仰臥起坐 BUTTERFLY SIT-UP

　　面朝上躺下，雙手打開置於頭部兩側，雙腳腳底板貼緊，保持腿部位置不動進行仰臥起坐，讓雙手往腳掌延伸。

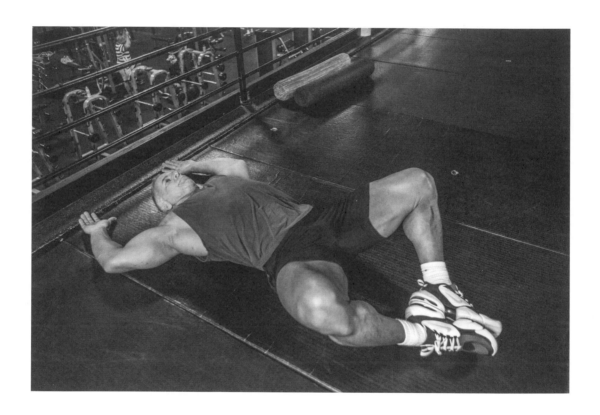

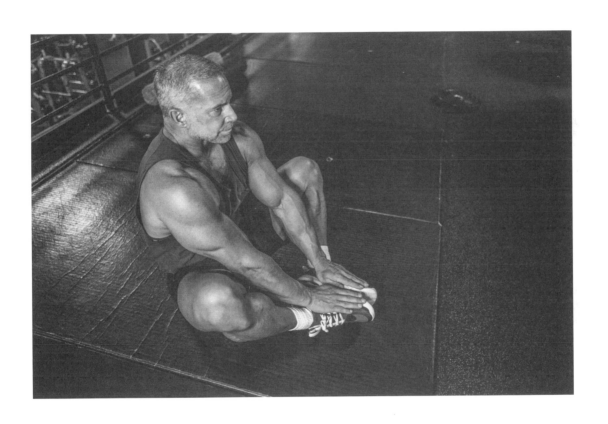

側棒式 SIDE PLANK

　　側臥在地面或長凳上，雙腳併攏雙腿儘量延伸，以撐地的手肘與前臂為支柱，將身體往上提，臀部抬高注意全程收緊核心，回復到起始位置然後重複動作，過程中身體從肩膀到腳踝應呈一直線。

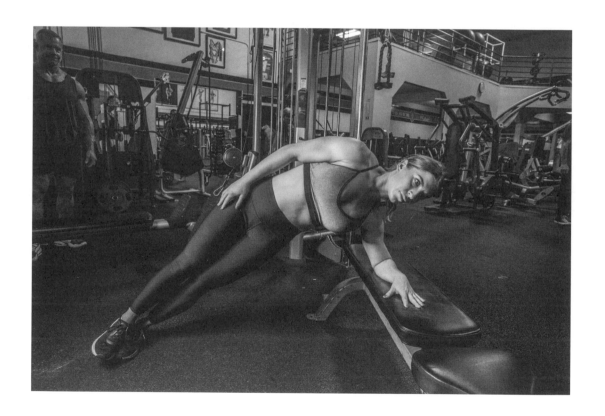

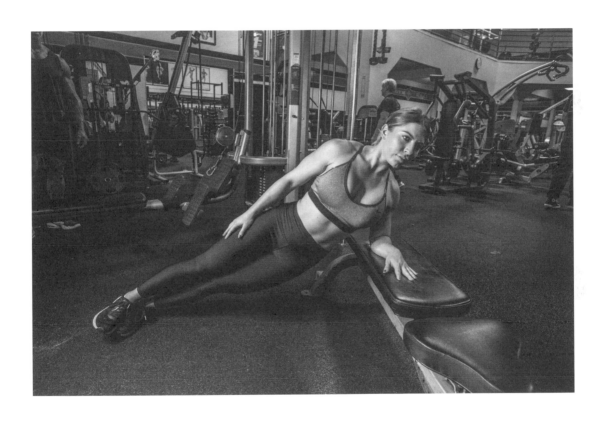

下壓抬腿 LEG LIFT

坐在地板上，雙腳打直併攏雙手往後撐地，將雙腿儘量抬起，然後慢慢放下，注意全程收緊核心雙腿併攏。過程中請保持雙腳不落地。

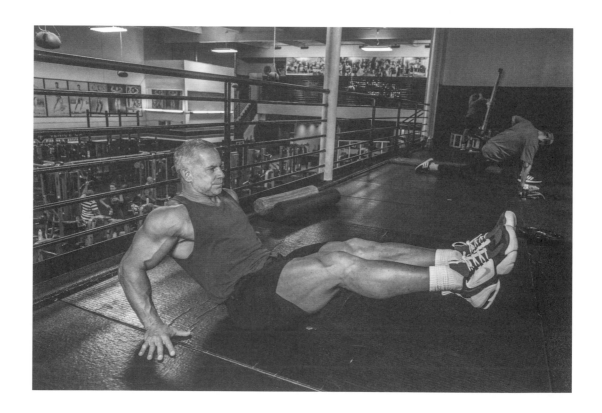

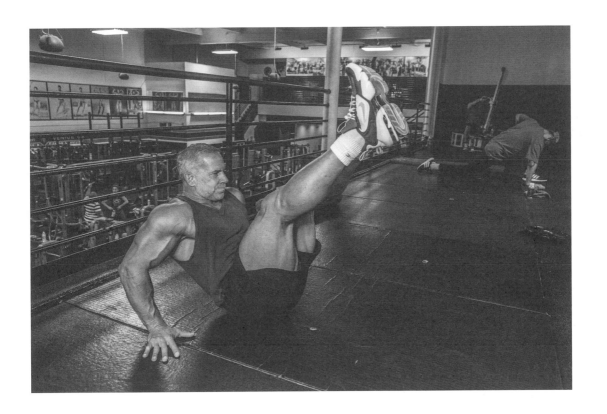

仰臥觸踝 HEEL TOUCHES

　　面朝上躺在地板上，膝蓋彎曲雙腳打開，雙臂自然置於身體兩側，上身微往上捲起，同時朝右邊儘可能彎曲延伸，讓右手碰到左腳踝，保持姿勢幾秒，換左手碰觸右腳踝重複動作。

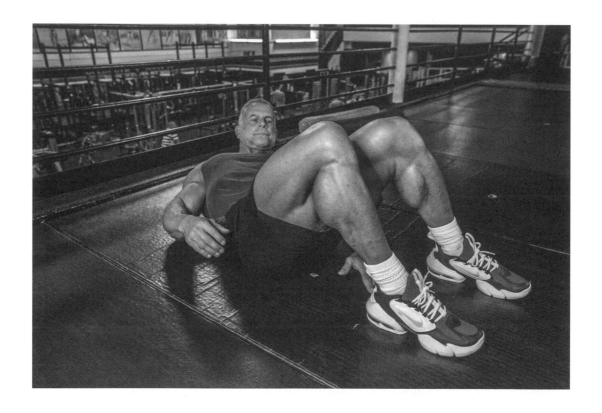

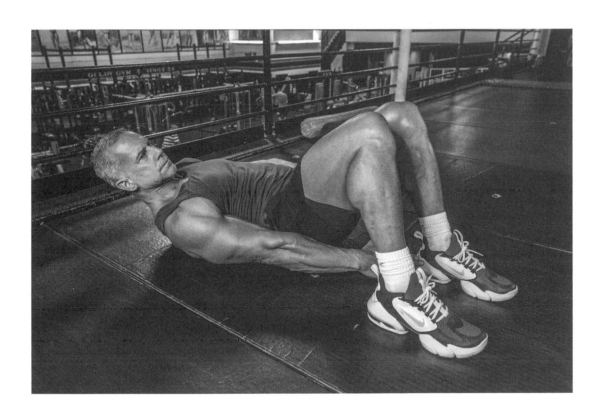

懸吊抬腿 HANGING LEG RAISES

　　雙手伸展打直，握住引體向上橫桿保持懸吊狀態，吐氣，同時併攏雙腳將之往前抬起直到身體呈現90度的狀態，保持軀幹穩定並維持此動作數秒。如果這版本太難，你可以先以彎曲膝蓋上抬來取代，一樣把大腿抬到和身體呈90度的位置。

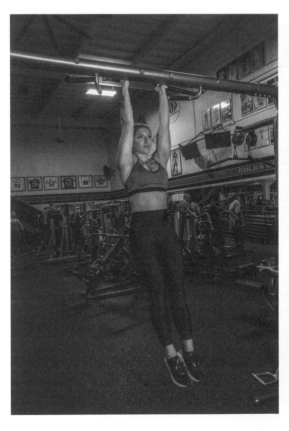

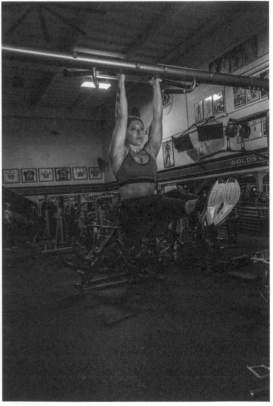

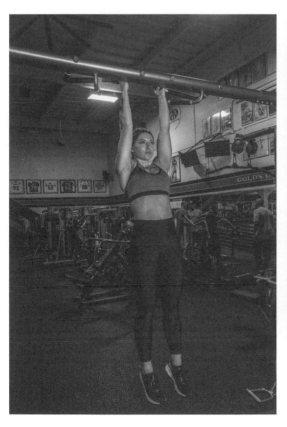
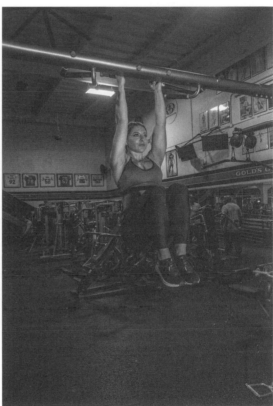

V字仰臥起坐 ATOMIC SIT-UP

面朝上躺在地板上，雙手往上延伸置於地面，雙腿併攏抬離地面約6英吋，膝蓋微彎。用這個動作來進行仰臥起坐，儘量讓你的手指碰到腳趾。

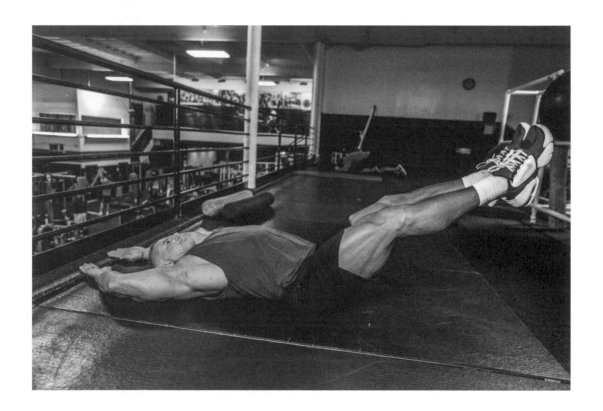

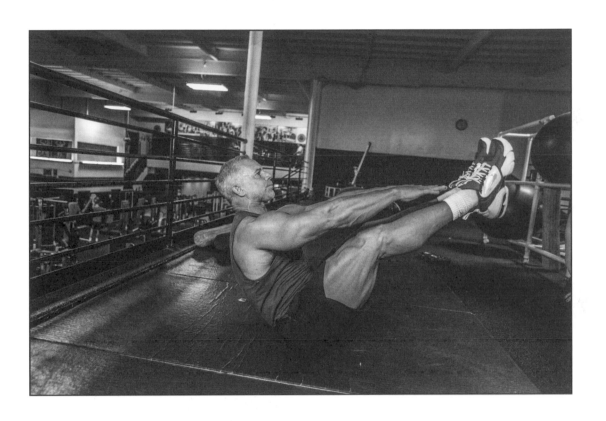

俄羅斯轉體 SEATED TWIST

　　坐在地板上，雙腳微彎抬離地面上身往後靠，同時保持核心收緊，頭部與臀部保持中立穩定，雙手抱拳置於臀部一側，使用核心肌群扭轉上半身讓雙手往左右移動，儘可能往兩邊伸展。如果需要加強強度，可以在扭轉時雙手抓住一個藥球。

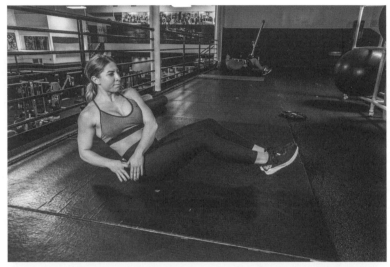

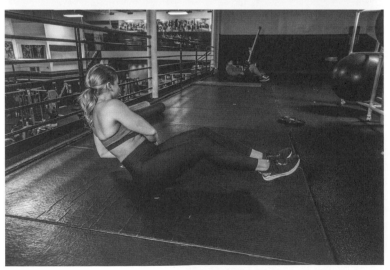

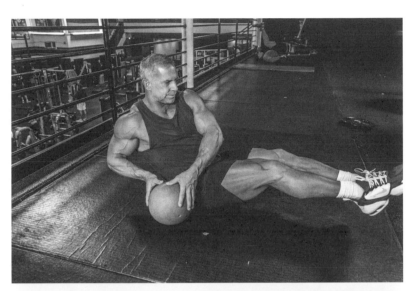

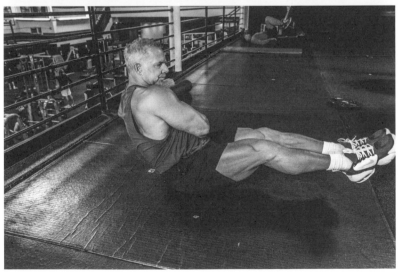

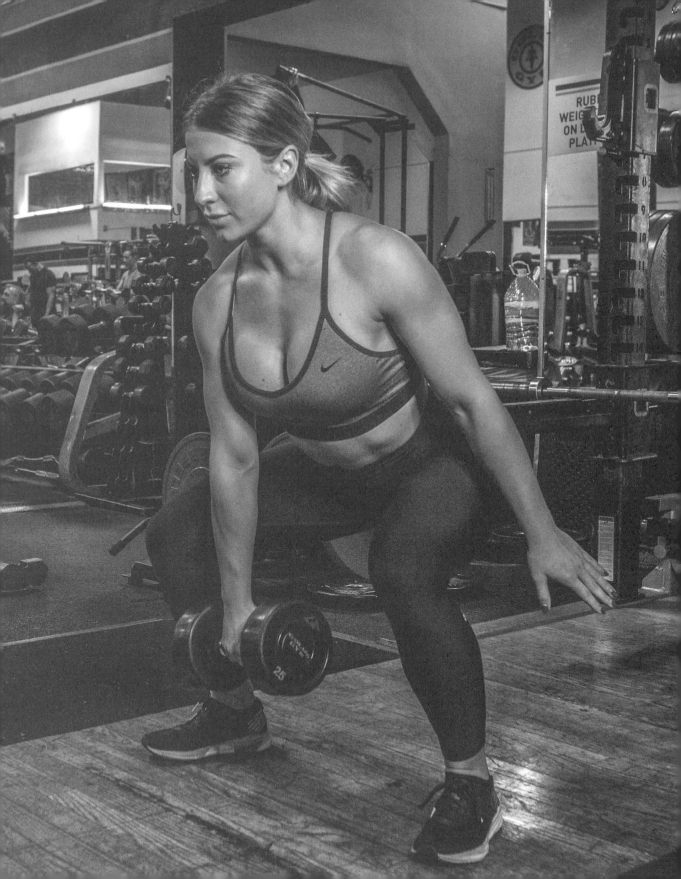

5

要12週超級英雄健身課表

成功沒有祕訣。我舉得更重、努力訓練，然後設定目標要成為最強。
——**羅尼·科爾曼（Ronnie Coleman）**，8屆奧林匹亞先生得主

    如果你有機會和我一起訓練，這就是我們在現實中第一週會做的課表，我也能隨時評估你練到哪裡，這個課表將可以讓你自己評估並決定要從哪裡開始的依據，課表中提供你一個基準，讓你隨時可以回過來比較自己已經完成了多少，以及自己從一開始已經進步了多少。

週一／第1天

歡迎你。你將投入一個我大部分客戶都使用過的課表。今天訓練的方式是漸變式的縱向串連，第一組請做1個引體向上、2個體撐、3個伏地挺身、4個仰臥起坐，與5次深蹲，接著請做2個引體向上、4個體撐…如此類推，用你的方法把每個動作都做到極致。如果你需要將一兩組訓練拆開來做（例如一口氣做不了10次引體向上，你需要拆成6、3、1次來做）是可以的，但若你發現自己連續兩三組訓練都會這樣的話，你需要反過來遞減次數。最理想的狀況是，你可以慢慢做到這些訓練最多的10、20、30、40、50次，然後再慢慢降到這些訓練的1、2、3、4、5次。請記得詳細記錄自己每次訓練的成果和所需時間。

引體向上 × 1，2，3，4，5，6，7，8，9，10，9，8，7，6，5，4，3，2，1（次）

體撐 × 2，4，6，8，10，12，14，16，18，20，18，16，14，12，10，8，6，4，2（次）

伏地挺身 × 3，6，9，12，15，18，21，24，27，30，27，24，21，18，15，12，9，6，3（次）

仰臥起坐 × 4，8，12，16，20，24，28，32，36，40，36，32，28，24，20，16，12，8，4（次）

深蹲 × 5，10，15，20，25，30，35，40，45，50，45，40，35，30，25，20，15，10，5（次）

週二／第2天：心肺長距離慢速訓練（LSD）

請使用180 BPM（每分鐘心跳數）的心率減去你的年齡做為估算的數據，例如若你30歲：180−30=150，你的心率區間應該介於140~150 BPM左右。

心肺訓練：跑步、騎單車、游泳或使用橢圓滑步機都可以，看你要選擇哪一種。過程中請保持心率在上述140~150 BPM之間，並維持一段長時間：20分鐘、30分鐘或40分鐘。你覺得如何？你願意投入多長的時間來訓練？

週三／第3天

休息

週四／第4天

10分鐘輕鬆跑

你有多強？你會用什麼樣的器材來做下面這些訓練？

深蹲__× 20，__× 15，__× 15，__× 15，__× 15（次）（空格請填入你要做的重量）

臥推__× 20，__× 15，__× 12，__× 10，__× 8（次）

啞鈴俯身彎舉__× 15，__× 12，__× 12，__× 12，__× 10（次）

滑輪下拉（寬距握法）__× 15，__× 12，（反手窄距握法）__× 12，__× 12，__× 12（次）

腹肌訓練（從前章任選幾種組合）100次

週五／第5天

跳繩3分鐘

肩推__× 15，__× 12，__× 10，__× 8，__× 8（次）

直立划船__× 15，__× 15，__× 12，__× 12，__× 10（次）

啞鈴側平舉__× 15，__× 15，__× 15，__× 15（次）

站立舉踵__× 20，__× 20，__× 20，__× 20（次）

週六／第6天

400公尺輕鬆跑

1英哩限時跑

400公尺輕鬆緩和跑／健走

週日／第7天

休息

第2週

週一／第8天：腿及腹肌訓練

暖身：10分鐘輕鬆跑

機器腿部伸展（讓股四頭肌準備好下面的訓練）

__× 20，__× 15，__× 15，__× 15（次）

深蹲__× 20，__× 15，__× 12，__× 10，__× 8，__× 6（次）

腿推舉__× 20，__× 12，__× 12，__× 12（次）

腿彎舉__× 15，__× 12，__× 12，__× 12（次）

舉踵__× 20，__× 20，__× 20，__× 20（次）

腹肌訓練1回合（仰臥起坐 × 25次；捲腹 × 25次；下壓抬腿 × 25次；仰臥觸踝 × 25次）

週二／第9天：背部與二頭肌訓練

暖身：5個引體向上／10個伏地挺身／15個深蹲 × 2組

滑輪下拉（寬距握法）__× 20，__× 15，__× 12，（反手窄距握法）__× 10，__× 8，__× 6（次），__× 1RM（單一重量你所能重複的最高次數）

啞鈴划船__× 15，__× 12，__× 12，__× 12（次）

槓鈴彎舉__× 15，__× 12，__× 12，__× 12，__× 12（次）

週三／第10天：胸部與三頭肌訓練

暖身：10分鐘輕鬆跑

臥推__× 20，__× 15，__× 12，__× 10，__× 8（次）

啞鈴飛鳥__× 15，__× 15，__× 15，__× 15（次）

仰臥肱三頭肌伸展__× 20，__× 20，__× 15，__× 15，__× 15（次）

啞鈴俯身臂屈伸__× 15，__× 15，__× 15，__× 15（次）

週四／第11天：肩部與腹肌訓練

暖身：15個開合跳／手臂打開向前向後轉圈

站立肩推（槓鈴）__× 15，__× 12，__× 10，__× 8，__× 8（次）

直立划船（槓鈴）__× 15，__× 15，__× 15，__× 15（次）

啞鈴側平舉__× 12，__× 12，__× 12，__× 12（次）

腹肌訓練1回合　（側棒式 × 左右各15次；懸吊抬腿 × 15次；V字仰臥起坐 × 15
　　　　　　　　次；俄羅斯轉體 × 15次）

週五／第12天：AMRAP力竭日（AS MANY ROUNDS AS POSSIBLE儘可能做到最多回合）

暖身：10分鐘輕鬆跑

廣受喜愛的菜單：CrossFit Cindy=5個引體向上，10個伏地挺身，15個深蹲，在20分鐘內儘量做最多組，如果你一口氣做不了20分鐘，可以縮短到15分鐘，但是組間切記不要停下來休息（滑手機、閒聊等等都不行）。請做好準備，然後一鼓作氣上場拼了！

週六／第13天：心肺長距離慢速訓練（LSD）

選一種心肺訓練：跑步、騎單車、游泳或使用划船機都可以，但時間不要超過上一次的LSD日訓練。

週日／第14天

休息

專家小叮嚀

　　如果你覺得這些訓練對你來說還是很難，那麼找個運動伙伴跟你一起練吧。你可以先自己做一個引體向上，然後請你的朋友幫助你完成下一個，你可能一開始只能做幾下，但是整個課表走完你會能做完表訂的20次而不需要任何協助，當你可以自己完成表訂的所有訓練量，你就會和當初看起來非常不同。

第3週

週一／第15天：腿及腹肌訓練

暖身：10分鐘輕鬆跑

機器腿部伸展（讓股四頭肌準備好下面的訓練）

＿× 20，＿× 15，＿× 15，＿× 15（次）

深蹲＿× 20，＿× 20，＿× 20，＿× 20，＿× 20（次）

腿推舉＿× 15，＿× 12，＿× 10，＿× 8（次）

腿彎舉＿× 10，＿× 8，＿× 8，＿× 8（次）

機器舉踵＿× 20，＿× 20，＿× 20，＿× 20（次）

腹肌訓練2回合 （仰臥起坐 × 25次；捲腹 × 25次；下壓抬腿 × 25次；仰臥觸踝 × 25次）你可以做到幾回合呢？我相信一定比上週多！

週二／第16天：背部與二頭肌訓練

暖身：5個引體向上／10個伏地挺身／15個深蹲 × 2組

滑輪下拉（寬距握法）＿× 20，＿× 15，＿× 15，＿× 15，＿× 12，＿× 10（次）

啞鈴划船＿× 15，＿× 12，＿× 10，＿× 8（次）

槓鈴彎舉＿× 15，＿× 12，＿× 10，＿× 8，＿× 6，＿× 15（次）

週三／第17天：胸部與三頭肌訓練

暖身：5個引體向上／10個伏地挺身／15個深蹲 × 2組

臥推__× 20，__× 15，__× 15，__× 15，__× 12（次）

啞鈴飛鳥__× 15，__× 12，__× 10，__× 10（次）

仰臥肱三頭肌伸展__× 20，__× 15，__× 12，__× 10，__× 10（次）

啞鈴俯身臂屈伸__× 15，__× 15，__× 15，__× 15（次）

週四／第18天：肩部與腹肌訓練

站立肩推__× 15，__× 15，__× 12，__× 12，__× 10（次）

直立划船__× 15，__× 12，__× 10，__× 10（次）

啞鈴側平舉__× 15，__× 12，__× 10，__× 8（次）

腹肌訓練2回合 （側棒式 × 左右各15次；懸吊抬腿 × 15次；V字仰臥起坐 × 15
次；俄羅斯轉體 × 15次）

週五／第19天：心肺長距離慢速訓練（LSD）

心肺訓練：跑步、游泳、騎單車、划船機或以上各種組合都可以。請持續較上週
更長的時間，但是還要為雙腿保留一些力氣給隔天的訓練。

週六／第20天

400公尺輕鬆跑

2英哩限時跑

400公尺輕鬆緩和跑／健走

週日／第21天

動態伸展恢復日：任何昨天沒有做的訓練，例如跑步、游泳或騎車都可以，但是
用輕鬆的步調來進行，你要做的就是稍微流一點汗，讓血液流遍全身來修復一週
來損耗的肌肉，也可以選擇一些家人小孩可以一起從事的活動。

第4週

本週課表與第2週完全相同，但我希望你可以做得更多、更重及更多次數，任何你可以做到的，但是能用更少的時間來完成。

週一／第22天：腿及腹肌訓練

暖身：10分鐘輕鬆跑

機器腿部伸展（讓股四頭肌準備好下面的訓練）

__ × 20，__ × 15，__ × 15，__ × 15（次）

深蹲__ × 20，__ × 15，__ × 12，__ × 10，__ × 8，__ × 6（次）

腿推舉__ × 20，__ × 12，__ × 12，__ × 12（次）

腿彎舉__ × 15，__ × 12，__ × 12，__ × 12（次）

舉踵__ × 20，__ × 20，__ × 20，__ × 20（次）

腹肌訓練2回合　（仰臥起坐 × 25次；捲腹 × 25次；下壓抬腿 × 25次；仰臥觸踝 × 25次）你可以做到幾回合呢？

週二／第23天：背部與二頭肌訓練

暖身：5個引體向上／10個伏地挺身／15個深蹲 × 2組

滑輪下拉（寬距握法）

__ × 20，__ × 15，__ × 12，（反手窄距握法）__ × 10，__ × 8，__ × 6（次），__ × 1RM

啞鈴划船__ × 15，__ × 12，__ × 12，__ × 12（次）

槓鈴彎舉__ × 15，__ × 12，__ × 12，__ × 12，__ × 12（次）

週三／第24天：胸部與三頭肌訓練

暖身：5個引體向上／10個伏地挺身／15個深蹲 × 2組

臥推__× 20，__× 15，__× 12，__× 10，__× 8（次）

啞鈴飛鳥__× 15，__× 15，__× 15，__× 15（次）

仰臥肱三頭肌伸展__× 20，__× 20，__× 15，__× 15，__× 15（次）

啞鈴俯身臂屈伸__× 15，__× 15，__× 15，__× 15（次）

週四／第25天：肩部與腹肌訓練

站立肩推__× 15，__× 12，__× 10，__× 8，__× 8（次）

直立划船__× 15，__× 15，__× 15，__× 15（次）

啞鈴側平舉__× 12，__× 12，__× 12，__× 12（次）

腹肌訓練2回合（側棒式 × 左右各15次；懸吊抬腿 × 15次；V字仰臥起坐 × 15次；俄羅斯轉體 × 15次）

週五／第26天：AMRAP力竭日

廣受喜愛的菜單：CrossFit Cindy：5個引體向上，10個伏地挺身，15個深蹲，在20分鐘內儘量做最多組。如果你一口氣做不了20分鐘，可以縮短到15分鐘，但是組間切記不要停下來休息（滑手機、閒聊等等都不行）。

週六／第27天：心肺長距離慢速訓練（LSD）

心肺訓練：跑步、騎單車、游泳或使用划船機都可以。

週日／第28天

休息

第5週

本週課表與第3週完全相同，但我希望你可以做得更多、更重及更多次數，任何你可以做到的，但是能用更少的時間來完成。

週一／第29天：腿及腹肌訓練

暖身：10分鐘輕鬆跑

機器腿部伸展（讓股四頭肌準備好下面的訓練）__× 20，__× 15，__× 15，一× 15（次）

深蹲（這裡的重量請如下挑戰：第1組用你舒適的重量，第2組用你稍微覺得難的重量，如此遞增，到最後一組時請用你幾乎扛不起來的重量）
__× 20，__× 20，__× 20，__× 20，__× 20（次）

腿推舉__× 15，__× 12，__× 10，__× 8（次）

腿彎舉__× 10，__× 8，__× 8，__× 8（次）

機器舉踵__× 20，__× 20，__× 20，__× 20，__× 20（次）

腹肌訓練2回合（仰臥起坐 × 25次；捲腹 × 25次；下壓抬腿 × 25次；仰臥觸踝 × 25次）

週二／第30天：背部與二頭肌訓練

暖身：5個引體向上／10個伏地挺身／15個深蹲 × 2組

滑輪下拉（寬距握法）__× 20，__× 15，__× 15，
（反手窄距握法），__× 15，__× 12，__× 10（次）

啞鈴划船（請挑戰大重量）__× 15，__× 12，__× 10，__× 8（次）

槓鈴彎舉__× 15，__× 12，__× 10，__× 8，__× 6，__× 15（次）

週三／第31天：心肺長距離慢速訓練（LSD）

心肺訓練：游泳、騎單車、跑步、划船機或以上各種組合都可以。明天沒有跑步訓練，所以今天可以盡情訓練，越久越好！

週四／第32天：胸部與三頭肌訓練

暖身：5個引體向上／10個伏地挺身／15個深蹲 × 2組

臥推__× 20，__× 15，__× 15，__× 15，__× 12（次）

啞鈴飛鳥__× 15，__× 12，__× 10，__× 10（次）

仰臥肱三頭肌伸展__× 20，__× 15，__× 12，__× 10，__× 10（次）

啞鈴俯身臂屈伸__× 15，__× 15，__× 15，__× 15（次）

週五／第33天：肩部與腹肌訓練

站立肩推__× 15，__× 15，__× 12，__× 12，__× 10（次）

直立划船__× 15，__× 12，__× 10，__× 10（次）

啞鈴側平舉__× 15，__× 12，__× 10，__× 8（次）

腹肌訓練2回合 （側棒式 × 左右各15次；懸吊抬腿 × 15次；V字仰臥起坐 × 15次；俄羅斯轉體 × 15次）

週六／第34天

400公尺輕鬆跑

2英哩限時跑

400公尺輕鬆動態伸展／健走

週日／第35天

任何昨天沒有做的訓練，例如跑步、游泳或騎車都可以，但是用輕鬆的步調來進行，你要做的就是稍微流一點汗，讓血液流遍全身來修復一週來損耗的肌肉。

第6週

週一／第36天

歡迎回來。讓我們看看你是否有所進步。第一組請做1個引體向上、2個體撐、3個伏地挺身、4個仰臥起坐,與5次深蹲,接著請做2個引體向上、4個體撐…如此類推,用你的方法把每個動作都做到極致。如果你需要將一兩組訓練拆開來做(例如一口氣做不了10次引體向上,你需要拆成6、3、1次來做)是可以的,但若你發現自己連續兩三組訓練都會這樣的話,你需要反過來遞減次數,最理想的狀況是,你可以慢慢做到這些訓練最多的10、20、30、40、50次,然後再慢慢降到這些訓練的1、2、3、4、5次。請記得詳細記錄自己每次訓練的成果和所需時間,我希望到目前為止,你已經有所進展或是能更快完成這些訓練。

引體向上 × 1,2,3,4,5,6,7,8,9,10,9,8,7,6,5,4,3,2,1(次)

體撐 × 2,4,6,8,10,12,14,16,18,20,18,16,14,12,10,8,6,4,2(次)

伏地挺身 × 3,6,9,12,15,18,21,24,27,30,27,24,21,18,15,12,9,6,3(次)

仰臥起坐 × 4,8,12,16,20,24,28,32,36,40,36,32,28,24,20,16,12,8,4(次)

深蹲 × 5,10,15,20,25,30,35,40,45,50,45,40,35,30,25,20,15,10,5(次)

週二／第37天:心肺長距離慢速訓練(LSD)

請使用180 BPM(每分鐘心跳數)的心率減去你的年齡做為估算的數據,例如若你30歲:180-30=150,你的LSD心率區間應該介於140~150 BPM左右。請進行跑步、騎單車、游泳或使用橢圓滑步機訓練,一項或多項都可以,請自由選擇。過程中請保持心率在上述140~150 BPM之間,並維持一段長時間:20分鐘、30分鐘或40分鐘,你覺得如何?你願意投入多一點時間來訓練嗎?

週三／第38天

請進行6回合的：

400公尺跑步

引體向上 10次

伏地挺身 15次

深蹲 20次

仰臥起坐 20次

體撐 12次

啞鈴彎舉__× 12次

划船機 400公尺

溫馨提醒：記得記錄你每項完成的時間！

週四／第39天

你已經變多強了？你可以使用什麼器材以及多大重量來進行這些訓練？與第1週相較，你已經做了更多訓練，但我相信你一定可以完成更大重量和更多組數，並做得更多。看看你第1週的數據，然後超越它吧！

深蹲__× 20，__× 15，__× 15，__× 15，__× 15（次）

臥推__× 20，__× 15，__× 12，__× 10，__× 8（次）

啞鈴俯身彎舉__× 15，__× 12，__× 12，__× 12，__× 10（次）

滑輪下拉__× 15，__× 12，__× 12，__× 12，__× 12（次）

腹肌訓練（從前章任選幾種組合）200次

週五／第40天

和昨天一樣。你期待自己能夠超越第1週的數據記錄，以更少時間完成更多次數或更大重量。

跳繩3分鐘

肩推__× 15，__× 12，__× 10，__× 8，__× 8（次）

直立划船__× 15，__× 15，__× 12，__× 12，__× 10（次）

啞鈴側平舉__× 15，__× 15，__× 15，__× 15（次）

機器站立舉踵__× 20，__× 20，__× 20，__× 20（次）

週六／第41天：法特雷克跑（FARTLEK RUN）

你可以把這種訓練想成LSD長距慢速跑，但是以一種變換不同速度間歇穿插的方式進行。你可以先進行一段LSD跑步，等到身體熱起來以不遠處的路燈或其他標的物進行一小段衝刺；當你抵達目標物，回復到LSD的步速直到你的呼吸恢復正常，接著選擇下一個標的物然後再衝一段。在平日LSD距離的半程中都用這樣的方式來訓練。

週日／第42天

一週以來辛苦了，今天就好好地休息一天吧。

第7週

週一／第43天：腿部與腹肌訓練

你訓練的重量應該直線上升了吧！

暖身：10分鐘輕鬆跑

機器腿部伸展（讓股四頭肌準備好下面的訓練）

__× 20，__× 15，__× 15，__× 15（次）

深蹲__× 20，__× 15，__× 12，__× 12，__× 12（次）

腿推舉（使用大重量）__× 15，__× 8，__× 8，__× 8（次）

腿彎舉__× 10，__× 8，__× 8，__× 8，__× 8，__× 15（次）（最後一組請使用比較輕的重量來做）

弓步蹲__ × 15，__ × 15，__ × 12，__ × 10（次，左右腿各做一組）

腹肌訓練3回合（仰臥起坐 × 25次；捲腹 × 25次；下壓抬腿 × 25次；仰臥觸踝 × 25次）你可以做到幾回合呢？我相信一定比上週更多吧！

週二／第44天：背部與肩部訓練

暖身：5個引體向上／10個伏地挺身／15個深蹲 × 2組

超級組

滑輪下拉（寬距握法）__ × 20，__ × 15，__ × 15，
（反手窄距握法），__ × 12，__ × 10，__ × 8（次）

肩推__ × 15，__ × 12，__ × 10，__ × 8，__ × 6，__ × 4（次）

啞鈴划船__ × 12，__ × 12，__ × 12，__ × 12（次）

啞鈴側平舉__ × 15，__ × 12，__ × 12，__ × 10（次）

舉踵__ × 20，__ × 20，__ × 20，__ × 20，__ × 20（次）

週三／第45天：胸部、二頭肌與三頭肌訓練

暖身：（5個引體向上／10個伏地挺身／15個深蹲）× 2組

超級組

臥推__ × 20，__ × 20，__ × 15，__ × 15，__ × 12（次）

坐姿啞鈴交替彎舉__ × 15，__ × 15，__ × 15，__ × 12，__ × 10（次）

超級組

站立啞鈴三頭肌伸展__ × 20，__ × 15，__ × 12，__ × 10，__ × 8（次）

槓鈴彎舉__ × 15，__ × 15，__ × 15，__ × 12，__ × 10（次）

腹肌訓練（仰臥起坐 × 25次；捲腹 × 25次；下壓抬腿 × 25次；仰臥觸踝 × 25次）你可以做到幾回合呢？3回？4回？還是更多？

週四／第46天：心肺長距離慢速訓練（LSD）

請使用180 BPM（每分鐘心跳數）的心率減去你的年齡做為估算的數據。例如若你30歲：180-30=150，你的LSD心率區間應該介於140~150 BPM左右，請進行跑步、騎單車、游泳或使用橢圓滑步機訓練，一項或多項都可以，請自由選擇，過程中請保持心率在上述140~150 BPM之間，並維持一段長時間：20分鐘、30分鐘或40分鐘。你即將進入這12週計畫第8週的訓練，在你察覺之前這12週很快即將結束，你可能會回顧一下並想「我應該可以做到更多，」所以現在就開始繼續挑戰自己吧！

週五／第47天

繼續挑戰！
暖身：10分鐘輕鬆跑＋5個引體向上／10個伏地挺身／15個深蹲 × 2組，撐住！
下列訓練請做5回合：

30個仰臥起坐

10個啞鈴爆發性抓舉（在一些健身圈中，男性使用50磅啞鈴，而女性使用35磅啞鈴）。

今天的訓練重點放在計時訓練（for time），請詳細記錄每項完成時間。

週六／第48天：限時跑

400公尺輕鬆跑
3英哩限時跑
400公尺輕鬆緩和跑／健走

週日／第49天

休息

第8週

週一／第50天

暖身：5個引體向上／10個伏地挺身／15個深蹲 × 3組

超級組

滑輪下拉__ × 20，__ × 15，__ × 15，__ × 12，__ × 10，__ × 8（次）

肩推__ × 15，__ × 12，__ × 10，__ × 8，__ × 6，__ × 4（次）

啞鈴划船__ × 12，__ × 12，__ × 12，__ × 12（次）

啞鈴側平舉__ × 15，__ × 12，__ × 12，__ × 10（次）

舉踵__ × 20，__ × 20，__ × 20，__ × 20，__ × 20（次）

腹肌訓練3回合（仰臥起坐 × 25次；捲腹 × 25次；下壓抬腿 × 25次；仰臥觸踝 × 25次）

週二／第51天

暖身：5個引體向上／10個伏地挺身／15個深蹲 × 3組

超級組

臥推__ × 20，__ × 20，__ × 15，__ × 15，__ × 12（次）

坐姿啞鈴交替彎舉__ × 15，__ × 15，__ × 15，__ × 12，__ × 10（次）

超級組

站立啞鈴三頭肌伸展__ × 20，__ × 15，__ × 12，__ × 10，__ × 8（次）

槓鈴彎舉__ × 15，__ × 15，__ × 15，　 × 12，__ × 10（次）

週三／第52天

400公尺跑步

50個波比跳

400公尺跑步

30個波比跳

400公尺跑步

20個波比跳

400公尺跑步

今天也是計時訓練，看看你能不能一次比一次進步。

週四／第53天

肩部綜合訓練 15個啞鈴側平舉、15個啞鈴交替肩前平舉、15個啞鈴後三角肌側平舉、15個過頭肩推舉、15個直立划船，請一口氣做完全部5種訓練，中途不要將手中的器材放下，你可以稍作停頓休息，但是請繼續把啞鈴握在手中；做完此組之後，請換一組稍重的啞鈴，然後每組做12下，接著再繼續換更重一點的啞鈴做10組、8組和6組。

舉踵__ × 20，__ × 20，__ × 20，__ × 20，__ × 20（次）

腹肌訓練3回合（仰臥起坐 × 25次；捲腹 × 25次；下壓抬腿 × 25次；仰臥觸踝 × 25次）

週五／第54天

400公尺輕鬆跑

3英哩限時跑

400公尺輕鬆緩和跑／健走

週六／第55天：心肺長距離慢速訓練（LSD）

心肺訓練：跑步、騎單車、游泳、使用划船機，或上述幾種組合都可以，明天是休息日，所以今天可以戴上耳機，儘量訓練久一點，不是要快，而是慢速但持久。

週日／第56天

休息

第9週

週一／第57天

暖身：5個引體向上／10個伏地挺身／15個深蹲 × 3組

超級組

滑輪下拉__× 20，__× 15，__× 12，__× 10，__× 8，__× 6（次）

肩推__× 15，__× 15，__× 12，__× 12，__× 12（次）

啞鈴划船__× 12，__× 10，__× 8，__× 8，__× 8（次）

啞鈴側平舉__× 15，__× 12，__× 12，__× 10（次）

舉踵__× 20，__× 20，__× 20，__× 20，__× 20（次）

腹肌訓練3回合（仰臥起坐 × 25次；捲腹 × 25次；下壓抬腿 × 25次；仰臥觸踝 × 25次）

週二／第58天

1英哩輕鬆跑

暖身：5個引體向上／10個伏地挺身／15個深蹲 × 3組

超級組

臥推__× 15，__× 12，__× 10，__× 8，__× 6，__× 4（次）

坐姿啞鈴交替彎舉__× 15，__× 15，__× 15，__× 12，__× 10，__× 8（次）

超級組

站立啞鈴三頭肌伸展__× 20，__× 15，__× 15，__× 15，__× 15（次）

坐姿啞鈴交替彎舉__× 15，__× 15，__× 15，__× 12，__× 10（次）

週三／第59天

800公尺輕鬆跑做暖身，接著跑1英哩快跑

短跑衝刺2 × 800 公尺／2 × 400 公尺／4 × 100 公尺

800公尺輕鬆緩和跑／健走

週四／第60天

休息

週五／第61天：AMRAP力竭日

她又回來了！

暖身：10分鐘輕鬆跑

CrossFit Cindy 5個引體向上，10個伏地挺身，15個深蹲，在20分鐘內儘量做最多組。

週六／第62天：心肺長距離慢速訓練（LSD）

心肺訓練：跑步、騎單車、游泳、使用划船機，或上述幾種組合都可以，但你應該要超越自己第1、2週的距離或時間記錄。

週日／第63天

腕部彎舉__× 20，__× 15，__× 15，__× 12（次）

舉踵__× 20，__× 20，__× 20，__× 20（次）

腹肌訓練4回合（仰臥起坐 × 25次；捲腹 × 25次；下壓抬腿 × 25次；仰臥觸踝 × 25次）

今天是相對輕鬆的一天。

第10週

週一／第64天：心肺長距離慢速訓練（LSD）

心肺訓練：跑步、騎單車、游泳或使用划船機都可以，但不要逼死自己。

週二／第65天

CrossFit Murph*：（你知道這個魔鬼訓練總有一天會來的。）

1英哩跑步

100個引體向上／200個伏地挺身／300個深蹲（你喜歡怎樣的順序都行）

1英哩跑步

這個經典訓練也是計時訓練，看看你能用多短時間完成！

---

* Murph 是一款經典的 CrossFit 訓練菜單「WOD」（workout of the day 每日訓練計畫）中的「英雄式WOD」，這是為了向軍警界的英雄／英雌們致敬而誕生。這名字來自於美國海軍海豹部隊中尉Michael Murphy，他於2005年6月28日於阿富汗一場反恐戰爭任務中陣亡。

週三／第66天

昨天真是太操了，今天請好好休息。

週四／第67天

下列訓練請做6回合：

400公尺跑步

引體向上 10次

伏地挺身 15次

深蹲 20次

仰臥起坐 20次

體撐 12次

啞鈴彎舉 × 12次

划船機 400公尺

你最好已經超過自己第6週的記錄了。

週五／第68天

腕部彎舉__× 20，__× 15，__× 15，__× 12（次）

舉踵__× 20，__× 20，__× 20，__× 20（次）

腹肌訓練4回合（仰臥起坐 × 25次；捲腹 × 25次；下壓抬腿 × 25次；仰臥觸踝 × 25次）

今天也是相對輕鬆的一天。

週六／第69天

400公尺輕鬆跑

4英哩限時跑

400公尺輕鬆動態伸展／健走

週日／第70天

休息

第11週

週一／第71天

1英哩輕鬆跑

暖身：5個引體向上／10個伏地挺身／15個深蹲 × 4組

超級組（8組 × 8次）

啞鈴划船__ × 8，__ × 8，__ × 8，__ × 8，__ × 8，__ × 8，__ × 8，__ × 8（次）

啞鈴臥推__ × 8，__ × 8，__ × 8，__ × 8，__ × 8，__ × 8，__ × 8，__ × 8（次）

腹肌訓練3回合（仰臥起坐 × 25次；捲腹 × 25次；下壓抬腿 × 25次；仰臥觸踝 × 25次）

週二／第72天

1英哩輕鬆跑

暖身：5個引體向上／10個伏地挺身／15個深蹲 × 4組

肩部綜合訓練 15個啞鈴側平舉、15個啞鈴交替肩前平舉、15個啞鈴後三角肌側平舉、15個過頭肩推舉、15個直立划船。請一口氣做完全部5種訓練，中途不要將手中的器材放下。你可以稍作停頓休息，但是請繼續把啞鈴握在手中。做完此組之後，請換一組稍重的啞鈴，然後每組做12下，接著再繼續換更重一點的啞鈴做10組、8組和6組。

舉重__ × 20，__ × 20，__ × 20，__ × 20，__ × 20（次）

週三／第73天：二頭肌與三頭肌訓練

暖身：20個開合跳／手臂打開往前往後畫圈

超級組

仰臥肱三頭肌伸展__× 20，__× 15，__× 12，__× 12，__× 12（次）

站立啞鈴交替彎舉__× 20，__× 15，__× 12，__× 10，__× 10（次）

啞鈴俯身臂屈伸__× 20，__× 15，__× 12，__× 12，__× 12（次）

反握二頭肌彎舉__× 15，__× 15，__× 15，__× 15，__× 15（次）

腹肌訓練4 回合（仰臥起坐 × 25次；捲腹 × 25次；下壓抬腿 × 25次；仰臥觸踝 × 25次）

週四／第74天

暖身：10分鐘輕鬆跑 + 5個引體向上／10個伏地挺身／15個深蹲 × 4組，什麼？4組？沒錯！

下列訓練請做5回合：

30個仰臥起坐

10個啞鈴爆發性抓舉（在一些健身圈中，男性使用50磅啞鈴，而女性使用35磅啞鈴）。

今天也是計時訓練，記得詳細記錄每項完成時間並與之前訓練做比較。

週五／第75天

暖身：1800公尺輕鬆跑 + 1英哩快跑

短跑衝刺 2 × 800 公尺／2 × 400 公尺／4 × 100 公尺

800公尺輕鬆動態伸展／健走

週六／第76天：心肺長距離慢速訓練（LSD）

心肺訓練：跑步、騎單車、游泳、使用划船機，或上述幾種組合都可以，但你應該要超越自己第1、2週的距離或時間記錄。

週日／第70天

休息

第12週

週一／第78天

歡迎回來！讓我們回到第一天的訓練。這些你已經做很多次了，讓我們看看你現在做得如何。一樣漸進式從少次數做到多次數，然後回到少次數，現在請你挑戰你多快可以完成，請記得詳細記錄自己每次訓練的成果和所需時間。

引體向上 × 1，2，3，4，5，6，7，8，9，10，9，8，7，6，5，4，3，2，1（次）

體撐 × 2，4，6，8，10，12，14，16，18，20，18，16，14，12，10，8，6，4，2（次）

伏地挺身 × 3，6，9，12，15，18，21，24，27，30，27，24，21，18，15，12，9，6，3（次）

仰臥起坐 × 4，8，12，16，20，24，28，32，36，40，36，32，28，24，20，16，12，8，4（次）

深蹲 × 5，10，15，20，25，30，35，40，45，50，45，40，35，30，25，20，15，10，5（次）

週二／第79天：第2次法特雷克跑（FARTLEK RUN）

你可以把這種訓練想成LSD長距慢速跑，但是以一種變換不同速度間歇穿插的方式進行。你可以先進行一段LSD跑步，等到身體熱起來以不遠處的路燈或其他標的物進行一小段衝刺，當你抵達目標物，回復到LSD的步速直到你的呼吸恢復正常，接著選擇下一個標的物然後再衝一段。在平日LSD距離的半程中都用這樣的方式來訓練。

週三／第80天

暖身：10分鐘輕鬆跑

這是第1週所做的訓練，我在這裡要再問你一次：你現在可以舉多重了呢？

深蹲__× 20，__× 15，__× 15，__× 15，__× 15（次）

臥推__× 20，__× 15，__× 12，__× 10，__× 8（次）

啞鈴俯身彎舉__× 15，__× 12，__× 12，__× 12，__× 10（次）

滑輪下拉（寬距握法）__× 15，__× 12，

（反手窄距握法），__× 12，__× 12，，__× 12（次）

腹肌訓練3 回合 （仰臥起坐 × 25次；捲腹 × 25次；下壓抬腿 × 25次；仰臥觸踝 × 25次）

週四／第81天

暖身：800公尺輕鬆跑 + 1英哩快跑

短跑衝刺 2 × 800 公尺／2 × 400 公尺／4 × 100 公尺

800公尺輕鬆動態伸展／健走

週五／第82天

跳繩5分鐘

肩推__× 15，__× 12，__× 10，__× 8，__× 8（次）

站立啞鈴划船__× 15，__× 15，__× 12，__× 12，__× 10（次）

啞鈴側平舉__× 15，__× 15，__× 15，__× 15（次）

舉踵__× 20，__× 20，__× 20，__× 20（次）

週六／第83天

400公尺輕鬆跑

1英哩限時跑（到這階段你應該可以跑得像飛的一樣了吧）

400公尺輕鬆動態伸展／健走

週日／第84天

最後一次休息日
你做得太好了。

不管做什麼訓練，我希望你都是全力以赴。這也是我那些明星客戶們會有的態度，他們付出全力，投入所有資源和時間練出夢幻身材，然後出鏡拍攝，最後讓全世界都看到他們超乎常人努力的成果。

專家小叮嚀

- 請使用正確的動作來進行訓練。

- 請記得動作中向心收縮和離心收縮過程中每個階段應該注意的事項，這對於訓練效果影響極大。

- 請務必專注在每一個訓練動作中，一分心很有可能減損訓練效果，甚至導致受傷。

- 如果某個訓練次數／組數／重量對你來說太緊繃，你永遠可以做適當調整。

- 傾聽自己身體的聲音，過程中身體有任何不適，請立即停下來。

- 記得要呼吸。

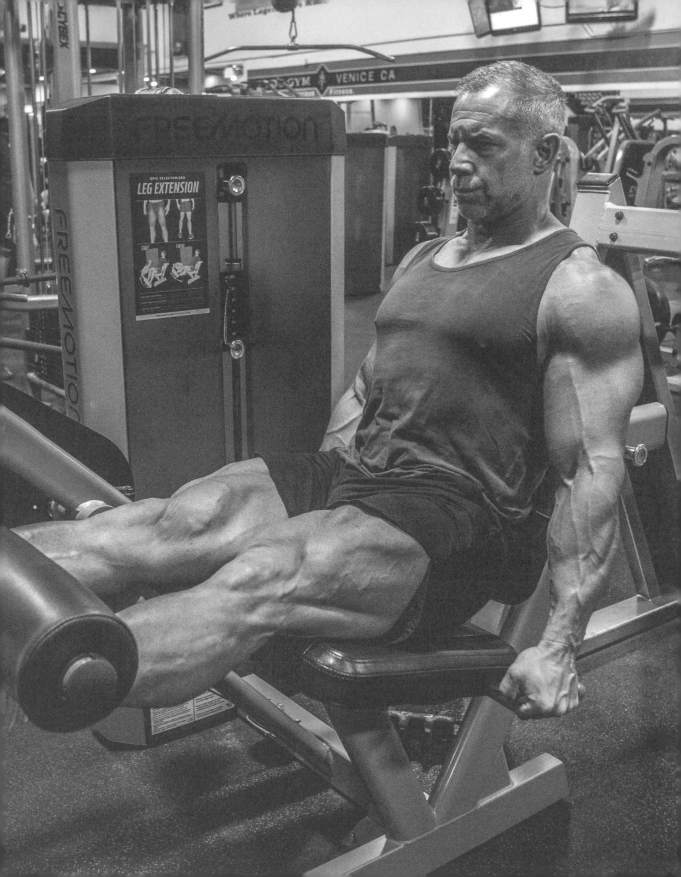

明星們的超級英雄健身課表

我會在今天完成別人不想做的事。然後我就可以在明天做到別人做不到的事。
——麥特‧福瑞澤（Mat Fraser），4屆Fittest Man on Earth冠軍

　　我希望大家從我所介紹的這些訓練中了解，健身沒有什麼祕密。我的客戶和你在健身房裡會做的訓練完全一樣，不過，他們會投入最大的努力以及強度；我會再度提到這件事，是因為它值得一再被強調，我感到很驕傲的是，當我帶著這些明星客戶們到健身房裡開始訓練一段時間後，人們開始盯著他們看，而吸引他們關注的原因並非他們是名人，而是因為他們無法相信這些明星們居然會練得如此認真如此努力，他們在猛烈的訓練中狂滴汗、大口喘氣並且不發一語，而且他們從訓練一開始就不曾中斷過。

（編按：以下為各明星過去實際訓練記錄，數據可作為您訓練的參考）

布萊德‧彼特 BRAD PITT——2003年6月17日

練腿日：超級組

腿部伸展 90磅 × 15，× 15，× 15，× 15（次）

伏地挺身 × 15，× 12，× 12，× 12（次）

仰臥起坐 × 15，× 15，× 15，× 15（次）

深蹲 50磅 × 20次，135磅 × 15次，165磅 × 15次，185磅 × 15次，205磅 × 12次，225磅 × 10次，245磅 × 8次

腿部推舉 90磅 × 20次，140磅 × 20次，180磅 × 20次，180磅 × 20次

腿部彎舉 60磅 × 15次，70磅 × 12次，70磅 × 12次，70磅 × 10次，70磅 × 10次

站立舉踵 100磅 × 20次，110磅 × 20次，120磅 × 18次，130磅 × 17次

布萊德・彼特 BRAD PITT──2003年6月23日

練手臂

橢圓機 level 8／10分鐘

超級組

仰臥肱三頭肌伸展 35磅 × 15次，40磅 × 15次，45磅 × 12次，50磅 × 12次，55磅 × 10次

啞鈴彎舉 45磅 × 15次，50磅 × 12次，55磅 × 12次，55磅 × 12次，55磅 × 12次

懸吊抬膝 × 20，× 15，× 15，× 12，× 12（次）

超級組

站立肱三頭肌伸展 50磅 × 12次，55磅 × 12次，60磅 × 10次，60磅 × 10次，60磅 × 9次

坐姿啞鈴彎舉 20磅 × 15次，25磅 × 12次，30磅 × 10次，30磅 × 10次，30磅 × 10次

划船機 1,500公尺 用時6:26

查寧・塔圖 CHANNING TATUM／馬龍・韋恩斯MARLON WAYANS──2008年2月7日

計時訓練：引體向上、體撐、伏地挺身、仰臥起坐、深蹲、階梯上下爬

引體向上 1，2，3，4，5，6，7，8，9，10，9，8，7，／6，5，4，3，2，1（次）

體撐 2，4，6，8，10，12，14，16，18，20，18，16，14，／12，10，8，6，4，2（次）

伏地挺身 3，6，9，12，15，18，21，24，27，30，27，24，21，／18，15，12，9，6，3（次）

仰臥起坐 4，8，12，16，20，24，28，32，36，40，36，32，28，／24，20，16，12，8，4（次）

深蹲 5，10，15，20，25，30，35，40，45，50，45，40，35，/
　　30，25，20，15，10，5（次）

查寧和馬龍當天都是第一次來接受我的訓練。他們都做到第二個7的回合（斜線所示）才結束，查寧旳完成時間為35分02秒02，而馬龍的成績是39分25秒81。

查寧・塔圖 CHANNING TATUM——2010年8月6日

計時訓練：

引體向上 × 100次

伏地挺身 × 100次

仰臥起坐 × 100次

深蹲 × 100次

總用時 23分38秒05

查寧・塔圖 CHANNING TATUM——2010年8月18日

6回合訓練，每一回合內容為：

400公尺跑步

引體向上 × 12次

伏地挺身 × 20次

深蹲 × 25次

體撐 × 15次

彎舉 30磅啞鈴 × 12次

壺鈴擺盪 44公斤 × 12次

仰臥起坐 × 25次

用時 第1回 6分28秒；第2回 7分21秒；第3回 7分49秒；第4回 7分49秒；
　　　第5回 7分18秒；第6回 7分05秒；

總時間 43分51秒48

克里斯・漢斯沃 CHRIS HEMSWORTH──2011年3月14日

背部與二頭肌訓練

滑輪下拉 90磅 × 20次，140磅 × 15次，180磅 × 15次，230磅 × 12次，270磅 × 10次，300磅 × 8次

啞鈴划船 65磅 × 15次，70磅 × 15次，75磅 × 12次，80磅 × 10次，85磅 × 10次，90磅 × 10次

啞鈴彎舉 30磅 × 15次，35磅 × 15次，40磅 × 15次，45磅 × 12次，50磅 × 10次，45磅 × 6次，40磅 × 6次，35磅 × 11次，30磅 × 15次

背部伸展 × 15次，15次，15次

腹肌訓練（仰臥起坐 × 25次，捲腹 × 25次，手持10磅藥球進行俄羅斯轉體 × 25次）×4回合

艾莉絲・伊芙 ALICE EVE──2017年12月21日

4回合計時訓練

跑步：800公尺、600公尺、400公尺、200公尺

輔助引體向上 50磅 × 15，12，10，8（次）

伏地挺身 × 25，20，15，10（次）

仰臥起坐 × 25，20，15，12（次）

捲腹 × 25，25，25，25（次）

深蹲 × 25，25，25，25（次）

啞鈴彎舉 12磅 × 15，12，10，8（次）

啞鈴俯身臂屈伸 12磅 × 15，12，10，8（次）

登山者式 × 12，10，8，6（次）

划船機 × 500公尺，400公尺，300公尺，200公尺

總用時 43分38秒38

艾莫瑞・柯恩 EMORY COHEN──2018年1月18日

划船機 1,400公尺 6分鐘

8回合綜合訓練：

引體向上 × 3次

伏地挺身 × 8次

仰臥起坐 × 12次

深蹲 × 12次

總用時 9分55秒70

超級組 10組，每組做10次

啞鈴划船 40磅 × 10，10，10，10，10，10，10，10，10，10（次）

啞鈴臥推 40磅 × 10，10，10，10，10，10，10，10，10（次）

滑輪下拉 125磅 × 12，12，12，12，12（次）

奧古斯都・阿奎萊拉 AUGUSTO AGUILERA──2018年1月26日

Murph訓練：

1英哩跑步 7分14秒28

100個引體向上

200個伏地挺身

300個深蹲

用時 26分54秒38

1英哩跑步 11分52秒22

總用時 46分00秒89

柯瑞・霍金斯 COREY HAWKINS──2018年8月30日

划船機 1,100公尺：4分29秒0

引體向上 × 13, 10, 8, 8（次）

伏地挺身 × 15, 12, 10, 10（次）

深蹲 × 15, 12, 10, 10（次）

滑輪下拉（寬距握法） 95磅 × 15次，110磅 × 12次；（中距握法）125磅 × 10次，125磅 × 10次；（反手窄距握法）140磅 × 10次，140磅 × 8次，95磅 × 10次

啞鈴划船 40磅 × 12次，40磅 × 12次，45磅 × 10次，50磅 × 10次，50磅 × 10次

肩推舉（使用機器） 60磅 × 15次，70磅 × 15次，80磅 × 15次，90磅 × 10次，60磅 × 8次

懸吊抬膝 × 25，25，25，25（次）

賽巴斯汀・史坦 SEBASTIAN STAN——2013年5月20日

Angie（CrossFit WOD訓練課表之一）：

100個引體向上

100個伏地挺身

100個仰臥起坐

100個深蹲

總用時 22分20秒6

專家小叮嚀

　　你有多少次曾在健身房裡，看到一些人正在做7種不同的二頭肌訓練，而且是隨便做做就換到下一種？如果你總是把心思放在一次要做好幾種訓練，你就沒有把足夠的能量放在一組訓練裡。如果我讓你做槓鈴彎舉，接著又讓你做啞鈴彎舉，這時候你應該滿臉狐疑地看著我，好像我是全世界最渣的那個人一樣，你應該已經在槓鈴彎舉時把該用的肌肉能量都用掉了；我真的不喜歡看到有人在健身房裡做4、5種不同的二頭肌訓練，那是專業健美運動員才會做的事，所以，請用聰明些的方法來做你正在做的事情。

克里斯・普瑞特 CHRIS PRATT——2013年4月29日

Fight Gone Bad（CrossFit WOD訓練課表之一）：
藥球擲牆 （20磅藥球）× 26，18，20，16，16（次）
相撲式硬舉高拉 75磅 × 17，13，15，9，9（次）
跳箱（20英吋木箱）13，12，12，10，13（次）
借力推舉 75磅 × 20，25，17，12，10（次）
划船機 × 13，11，10，9，13（以熱量大卡計算）
總分 379分

安・海瑟薇 ANNE HATHAWAY——2013年8月20日

跑步機 0.5英哩輕鬆跑：8分12秒
輔助引體向上 80磅 × 10，10，10，10（次）
輔助體撐 80磅 × 10，10，10，10（次）
深蹲 × 10，10，10，10（次）
仰臥起坐 × 20，20，20，20（次）
滑輪下拉 65磅 × 12次，70磅 × 10次

湯姆・希德斯頓 TOM HIDDLESTON——2011年5月23日

跑步 400公尺，400公尺，400公尺，400公尺
引體向上 × 10，8，6，4（次）
伏地挺身 × 20，20，20，15（次）
Glute Ham Developer（GHD）臀腿訓練機（背部伸展）× 20，20，15，12（次）

深蹲 × 20，20，15，15（次）
仰臥肱三頭肌伸展 50磅 × 12，12，10，10（次）
啞鈴彎舉 25磅 × 15，12，10，10（次）
波比跳 × 10，10，10，10（次）

藥球俄羅斯轉體（10磅藥球）× 20，20，15，15（次）
划船機 400公尺，440公尺，400公尺，400公尺
總用時 52分22秒5

克里斯・普瑞特 CHRIS PRATT──2016年11月10日

跑步機暖身：10分鐘輕鬆跑

硬舉 135磅 × 15次，185磅 × 12次，205磅 × 12次，225磅 × 8次，245磅 × 6次，245磅 × 5次

懸垂式上膊 45磅 × 12次，65磅 × 12次，95磅 × 10次，115磅 × 10次

肩推（使用機器）80磅 × 15次，100磅 × 15次，110磅 × 12次，120磅 × 12次，120磅 × 12次

滑輪側平舉 20磅 × 12次，20磅 × 12次，20磅 × 12次，20磅 × 12次

腹部前屈機 70磅 × 25，25，25，25（次）

喬納・希爾 JONAH HILL──2017年5月4日

引體向上 × 5

深蹲 45磅 × 15次，75磅 × 10次，100磅 × 10次，130磅 × 10次，150磅 × 6次，170磅 × 4次，190磅 × 1次

過頭推舉 45磅 × 10次，75磅 × 8次，95磅 × 3次，110磅 × 1次

硬舉 135磅 × 8次，165磅 × 4次，195磅 × 2次，215磅 × 1次，225磅 × 次

槓鈴臥推 × 15次，95磅 × 10次，115磅 × 8次，135磅 × 6次，155磅 × 3次，175磅 × 1次

滑輪下拉 95磅 × 10次，110磅 × 8次，125磅 × 4次，140磅 × 3次，155磅 × 2次，170磅 × 1次

皮爾斯・布洛斯南 PIERCE BROSNAN──2016年3月9日

胸推 50磅 × 15次，70磅 × 15次，× 15次，× 10次

滑輪下拉 110磅 × 15次，12次，13次，12次

蝴蝶機夾胸 30磅 × 15次，15次，15次

腿推舉 110磅 × 15次，140磅 × 15次，15次，15次

坐姿滑輪划船 65磅 × 15次，80磅 × 15次，15次，12次

徒手深蹲 × 15次，15次，15次，15次

肩推 30磅 × 15次，15次，15次，12次

超級組

大腿伸展 40磅 × 15次，45磅 × 15次，15次，12次

大腿彎舉 40磅 × 15次，15次，15次，15次

滑輪彎舉 30磅 × 15次，15次，15次，15次

站立三頭肌伸展 40磅 × 15次，45磅 × 15次，15次，15次

腹部前屈機 60磅 × 50次，70磅 × 50次，80磅 × 50次

奧古斯都・阿奎萊拉 AUGUSTO AQUILERA——2017 年10月30日

划船機 1,000公尺輕鬆速度：4分18秒

引體向上 × 5次，伏地挺身 × 10次，深蹲 × 15次

超級組

啞鈴划船 60磅 × 12次，70磅 × 10次，80磅 × 8次，8次，8次，8次，8次，8次，8次，8次

啞鈴臥推 40磅 × 12次，50磅 × 10次，55磅 × 8次，8次，8次，8次，8次，8次，8次，8次

MetCon（一種短時間且高強度的訓練方式）：

引體向上 × 5次，5次，5次，5次，5次，5次

伏地挺身 × 10次，10次，10次，10次，10次，10次

深蹲 × 15次，15次，15次，15次，15次，15次

仰臥起坐 × 20次，20次，20次，20次，20次，20次

亞當・山德勒 ADAM SANDLER──2017年10月30日

5個回合的：

跑步 400公尺，400公尺，400公尺，400公尺，400公尺

引體向上 × 12次，12次，12次，12次，12次

伏地挺身 × 20次，20次，20次，20次，20次

仰臥起坐 × 20次，20次，20次，20次，20次

深蹲 × 20次，20次，20次，20次，20次

輔助體撐 60磅 × 12次，12次，12次，12次，12次

反握二頭肌彎舉 60磅 × 12次，12次，12次，12次，12次

站立三頭肌伸展 100磅 × 12次，12次，12次，12次，12次

總用時 44分40秒76

亞當・山德勒 ADAM SANDLER──2010年5月8日

3組10分鐘的AMRAP 訓練

引體向上 × 5次 / 伏地挺身 × 10次 / 深蹲 × 15次 8回合

波比跳 × 5 次 / 啞鈴擺盪 30 磅 × 10次 / 捲腹 × 15次 6回合

肩推舉 20磅 × 10次 / 側腹捲腹 × 10次 / 啞鈴彎舉 20磅 × 10 次 6回合

賽巴斯汀・史坦 SEBASTIAN STAN──2013年3月26日

暖身： 引體向上 × 15次，伏地挺身 × 20次，深蹲 × 25次，仰臥起坐 × 30次，橋式 1分鐘，仰臥起坐 × 25次，橋式 1分鐘，仰臥起坐 × 20次，橋式 1分鐘

滑輪下拉 140磅 × 15次，155磅 × 12次，170磅 × 12次，185磅 × 10次，200磅 × 10次，215磅 × 7次

啞鈴划船 80磅 × 15次，80磅 12次，12次，12次，12次

仰臥三頭肌伸展 60磅 × 15次，70磅 × 12次，12次，10次，10次

站立三頭肌伸展 65磅 × 15次，12次，12次，12次

史嘉蕾・喬韓森 SCARLETT JOHANSSON——2010年 7月20日

4個回合的：

跑步 400公尺，400公尺，400公尺，400公尺

引體向上 × 12次，12次，12次，12次

伏地挺身 × 12次，12次，12次，12次

Glute Ham Developer （GHD） 臀腿訓練機（背部伸展）× 12次，12次，12次，12次

深蹲 × 25次，25次，25次，25次

站立三頭肌伸展 30磅 × 12次，12次，12次，12次

啞鈴彎舉 10磅 × 12次，12次，12次，12次

深蹲跳 × 12次，12次，12次，12次

藥球俄羅斯轉體 20磅 × 12次，12次，12次，12次

划船機 500公尺，500公尺，400公尺，400公尺

跑步機 10分鐘輕鬆跑

超級組

滑輪下拉 55磅 × 15次，15次，15次，15次

深蹲 × 20次，20次，20次，20次

啞鈴划船 10磅 × 12次，12次，12次，12次

伏地挺身（身體完全抬離地面）× 12次，12次，12次，12次

划船機 400公尺

腹肌訓練（捲腹 × 25次；藥球俄羅斯轉體 10磅 × 25次；側腹捲腹 × 25次 / 25次）× 4回合

划船機 400公尺

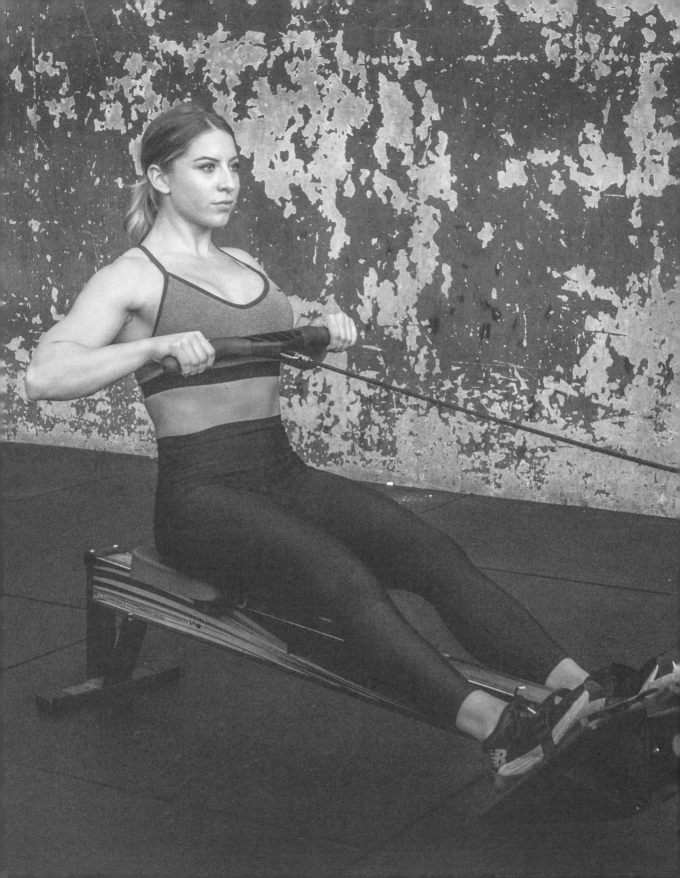

7

心肺與體能訓練

沒有人可以帶你去你想去的地方。你必須自己來。
──蒂亞-克萊爾・圖米（Tia-Clair Toomey），3屆Fittest Woman on Earth冠軍

做心肺訓練的目的是什麼？從健身的角度來看，那是為了要將脂肪從你身體消除掉；從健康的角度來看，你訓練你的身體是為了提供更多氧氣給你的肌肉使用。你想要什麼？你當然希望要有一個強壯的幫浦工廠就是你的心臟。所以，過重的人通常體型會過度發胖，他們的體能也很糟。他們需要付出更多來照顧這些身體多餘的組織，也會需要更多的血液和氧氣來供給它們，每次看到一些過重的人在做一些體能活動時，他們總是沒多久就得停下來，因為他們的心臟會瘋狂地跳動，試著提供足夠的血液給這麼一個龐大的身體，所以，我們必須縮小這個身體；我們必須調節身體，讓心臟能夠更有效率地代謝身體的氧氣和血液，同時我們也必須消除身上多餘的脂肪，讓身體盡量減少累贅。

在讀書或是看電影時，一個過重者的心臟可能就已經跳得很快，然而對一個精瘦的運動員來說，在做這些活動時他的心臟可能比平時跳得更慢。當一個過重者開始健身，他的身體開始增加活動量並調節他的心臟，同時也增加更多氧氣因應他身體的需求；當他減去重量，他的心臟變得更強，體內動脈的管腔變得更大也更乾淨，身體也會變得更有效率，當你漸漸瘦下來，是時候來改善身體供氧不足的問題了。假設此時你是我客戶，我們正並肩輕鬆地走在一起一邊聊著天，我也許會建議，讓我們走快一點看看，甚至來段慢跑；現在是兩個人在路上慢跑，那麼試著加快一點步伐看看，我們來去公園跑步吧！此

167

時，你的呼吸變得急促，你的身體正試著獲得足夠的氧氣來進行你想要從事的活動，這也讓你沒辦法繼續開口和我邊跑邊聊天；接著，我們試著跑得更快一點點。我可能會試探性地問：「你老婆和小孩如何啊？」此時你可能只能講出「很…很好！」你可能不想再講任何話，因為你的心肺負載已經快到頂了，你正在盡可能獲得所有的氧氣來供給身體，到了某一個點，你的身體會無法得到足夠的氧氣來運作，這正是你身體中葡萄糖耗盡，而你想消除的脂肪就在這個時間點一點一滴地開始燃燒。

我為何要告訴你這些事？因為我要你知道世界上有很多不同的方式來進行心肺運動，每一種方式都有不同的目的，所以你必須為你自己的目標量身訂製心肺或體能訓練。一個已經非常瘦的人若是想跑得更快，他一定不需要做太多低強度勻速有氧訓練（steady-state cardio）（除非他們的目標是成為耐力運動員），另一方面，一個極度過重的人需要消除掉很多的贅肉，這種低強度的有氧訓練反而比較適合他。這些訓練都有所幫助，我希望大家都知道自己選擇的訓練計畫其作用是什麼，和其他的有什麼不同。

不要把它複雜化

我可能是第一個說高強度間歇訓練（High-Intensity Interval Training, HIIT）不適合所有人的訓練者。最近幾年，它實在變得太過受歡迎，它還是一種很有用的訓練方式，我也不會說不要去做，但我真正想說的是，最老派的訓練方式還是最有用的，而且對大多數的人來說，那也可能是你最想做的訓練。HIIT太難，而且通常用來強化某種運動領域的運動表現。是的，它當然有效，但當你去做的時後就十分容易精疲力盡，而且很有可能會受傷，那些常被輕視的傳統低強度勻速有氧訓練反而更適合你，那通常是想要減重最容易的途徑，而且是改善心臟健康最安全的方法。

慢跑總被認為是現今最有效的減重養生法。但我也第一個要告訴

你，你必須不只做慢跑而已，因為跑步抬腿和踩下的動作不是在一個自然的身體動作範圍，於是隨著年齡的增加更有可能傷害你；我更建議你可以使用划船機或任何一種心肺訓練器材，它們可以幫助你提昇心率到你的身體開始燃燒脂肪的階段。

橢圓機或健身車這些健身器材，當然是一種很好的工具，很不幸地對於提昇心率到燃脂階段並不是非常有效，故除非你身體有受傷，或是你年紀較大，我不建議使用這一類的器材。使用這類器材提昇心率到一定程度，相對地你必須非常拼命去做，然而卻無法持續太久，使用能夠運動到你全身的器材會比較有效。

「燃脂區間（Fat-Burning Zone）」指的是可以幫助你提昇燃脂效率的目標心率。你可以在網路上找到自己想採用的計算方式，但我總是希望把事情簡單化，所以我建議你可以直接使用180減去你年齡的計算方式，這樣算就可以大約得知你要達到燃脂階段所需的心率了，這個數字再減10之內都可以。如果你的心率太高，你的身體反而會停止燃燒當做能量來源的脂肪，而開始代謝能量較高的葡萄糖和肝糖；倘若你的心率太低，那又表示你的運動強度不夠無法啟動燃脂的機制，因此你無法看到身體有太大改變。

確認一下我的建議你有聽進去。舉例來說，你看到一個過重的男性或女性在飛輪課裡上得非常認真、用力狂踩飛輪，並且喘得上氣不接下氣，那有可能不是在燃脂；他們的身體有可能正在使用葡萄糖和肝糖，意味著他們只是在燃燒他們身上的卡路里，當他或她上完課，反而有更大的可能會去狂吃一頓來取代他們在這裡所消耗的能量，他們有可能會變得更胖，因為他們沒有留心如何朝目標前進或是他們的心率上。你可以踩你的飛輪、上你的有氧課，但如果你上課的目的是為了減重，那麼你需要注意控制心率在我上面提供的區間之內，而為了有效測量到自己的心率，你需要使用心率監測器材（例如心率手環或胸帶等等），這是為了有效燃脂最簡單且最容易的方法。

如果你沒有心率監測器材，你也可以使用「感覺盡力程度（Rating of Perceived Exertion PRE）」來做依據，這是一個測量你運

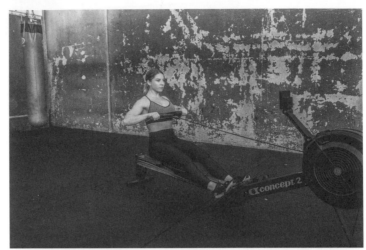

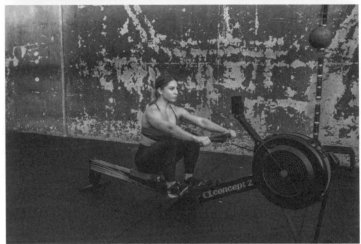

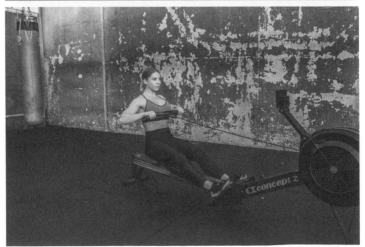

動強度的簡單方式。你需要在心肺運動時心率達到一定程度，例如在慢跑時若要和人對談，你可能無法講完一整句話；你還是可能可以講話，但在那種情況可能只能講出一兩個字，這就是你需要而且應該遵循的運動步速。

　　穩態心肺運動致使運動傷害的可能性最低，同時可以有效增進你的心肺輸出，可以幫助你在重訓時做得更好，而且增強你身體的耐力。這會回過頭來改善你總體的健康，狹義來說也就是你的心臟健康。

　　這是一種長久以來被證實有效的訓練方式。我非常喜歡使用這種訓練，它到現在還是很有效，那麼為何要改變它？

專家小叮嚀：該避免的事

　　多年前，我曾經為了參加鐵人三項比賽而在洛杉磯一個田徑場做跑步訓練，我記得有次從三位引人汪目的女性身邊跑過，她們穿著亮麗的運動服飾，腰間掛著色彩鮮豔的能量飲料，正在跑道上慢慢地散步和談笑，而相對地，其他跑者則很認真在訓練，這樣是在運動嗎？才不是！這是社交時間，請在咖啡館做這件事。不要再用任何三腳貓的想法來試著讓你的運動更舒適，它需要真正的努力付出與你的全神貫注，你投注怎樣的努力，就會收穫怎樣的成果。

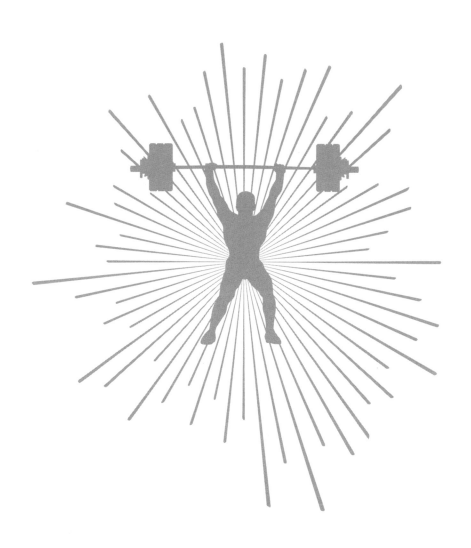

心肺訓練
進程示例

第1週

週一 —— 30分鐘
週二 —— 30分鐘
週三 —— 30分鐘
週四 —— 30分鐘
週五 —— 30分鐘
週六 —— 30分鐘
週日 —— 休息

第2週

週一 —— 35分鐘
週二 —— 35分鐘
週三 —— 35分鐘
週四 —— 35分鐘
週五 —— 35分鐘
週六 —— 35分鐘
週日 —— 休息

第3週

週一 —— 40分鐘
週二 —— 40分鐘
週三 —— 40分鐘
週四 —— 40分鐘
週五 —— 40分鐘
週六 —— 40分鐘
週日 —— 休息

第4週

週一 —— 45分鐘

週二 —— 45分鐘

週三 —— 45分鐘

週四 —— 45分鐘

週五 —— 45分鐘

週六 —— 45分鐘

週日 —— 休息

第5週

週一 —— 50分鐘

週二 —— 50分鐘

週三 —— 50分鐘

週四 —— 50分鐘

週五 —— 50分鐘

週六 —— 50分鐘

週日 —— 休息

當你每天能游刃有餘地完成50分鐘的訓練時，你可以從頭再來或是繼續進行每天50分鐘訓練，視你的情況而定。你偶爾總是會想要休息一下再從頭開始。

另外，請確認你藉由一些動作來展現出自己有注意在進步，以便繼續往更高的目標前進。

調節體能的選項

我在電影產業工作，我的客戶有各種不同的需求，不是所有來找我的人都需要做很多心肺訓練，有時候我客戶已經夠瘦了，他們需要的只是增肌並專注在增強速度上。無論他們需要什麼，在一天的課程

之後，我必須負責讓他們看起來很棒，或是提供這些明星們或是電影公司等需要的外貌，這就是我主要的工作目標。也就是說，在傳統的心肺訓練之外還有很多種選擇；如果你已經很瘦，做一些不同的或低強度心肺訓練，就不是你所需要的，當然還有很多種訓練供你探索。請了解，無論你目標為何，任何選擇都有優缺點，例如，如果你一直只做高強度間歇訓練，但是你突然想改跑馬拉松，那麼你將面臨一些掙扎。

因此，你必須要先決定自己要完成的目標，才能真的找到最有效、最適合你的訓練計畫。

跳繩

它仍是對你心臟和雙腳最有效的訓練之一。如果你能夠持續不間段跳繩20或30分鐘而且你很享受它，那麼就繼續吧。

高強度間歇訓練

這裡介紹兩種高強度間歇訓練提供參考：

1.使用85～100%的最大力氣上坡衝刺20次。每次跑步之間休息2分鐘，通常這會是你在從上坡走回起點的階段。
2.如果附近沒有山坡地，可以使用一台跑步機，把跑帶調傾斜然後用同樣的方式來訓練。

CROSSFIT CINDY訓練菜單的變化型

一樣是在20分鐘內做最多回合，記得記錄每項的時間來追蹤你的進展。

5個引體向上
10個伏地挺身

15個仰臥起坐

20個徒手深蹲

壺鈴

　　這裡介紹兩種很有效而且會讓你喘不過氣來的壺鈴訓練，試著組間儘量不要休息太久。

10個壺鈴擺盪；10個波比跳

9個壺鈴擺盪；9個波比跳

8個壺鈴擺盪；8個波比跳

以此類推。

從10一直做到0。

4或5回合的：

10個壺鈴擺盪

10個弓步蹲

10個壺鈴推舉

10個深蹲

10個土耳其式起身（Turkish gets-up）*

組間可以休息2分鐘，如果你想要更挑戰自己，也可以只休息1分鐘。

---

*如果你不知道土耳其式起身怎麼做，可以到CrossFit®官方YouTube頻道參考這部影片：https://youtu.be/-_zTytmHM94。

負重行走與推雪橇

　　負重行走或推雪橇可說是改善肌耐力與燃脂最棒的方法之一，當然這並不是適合任何人的訓練方式，而且你需要空間來做這些訓練。負重行走單純只是把一個很重的東西拿起來然後走上一段，無論是拿

兩個壺鈴、一顆藥球、一個很重的壺鈴還是一桶水來做農夫走路，那都沒關係。

如果你很幸運可以使用到雪橇，用它來做訓練也是個強化負重能力的良方，放上至少與你體重相當的重量，然後推還是拉都可以。這是為一整場訓練做結尾很好的方法。

結語

請選擇對於你目標最有效的訓練，也請提升到你需要的速度，舉例來說，如果你無法一口氣跑30分鐘，請不要沮喪；你可以試著能跑多久就跑多久，如果跑不動可以用走的，直到時間結束，之後在每一次的跑步中慢慢進步。你需要的只有盡力去完成它，對你的身體提出要求，它就會跟上；如果你坐著輪椅或是發生過意外無法跑步，那麼你也可以嘗試游泳，第一次可以試著游半圈，下次就可以嘗試3/4圈。如果你1英哩可以用7分鐘跑完，那很棒！下次你出門跑步，請試試看能不能6分55秒跑完。本章的主旨是在於訓練的進展，你需要不斷改進，如果你做不到，那麼你需要調整其中的某個環節。

專家小叮嚀：該避免的事

• 請使用心率監測工具來確保自己心率位於燃脂區間。

• 請確認自己有專注在把動作做對。

• 請確認自己沒有太依賴某項訓練。太多低強度耐力運動會讓你損失高強度間歇訓練的能力，太多高強度間歇訓練會導致很差的耐力，平衡才是王道。

• 如果你的目標是增肌，請不要太注重在心肺訓練上。

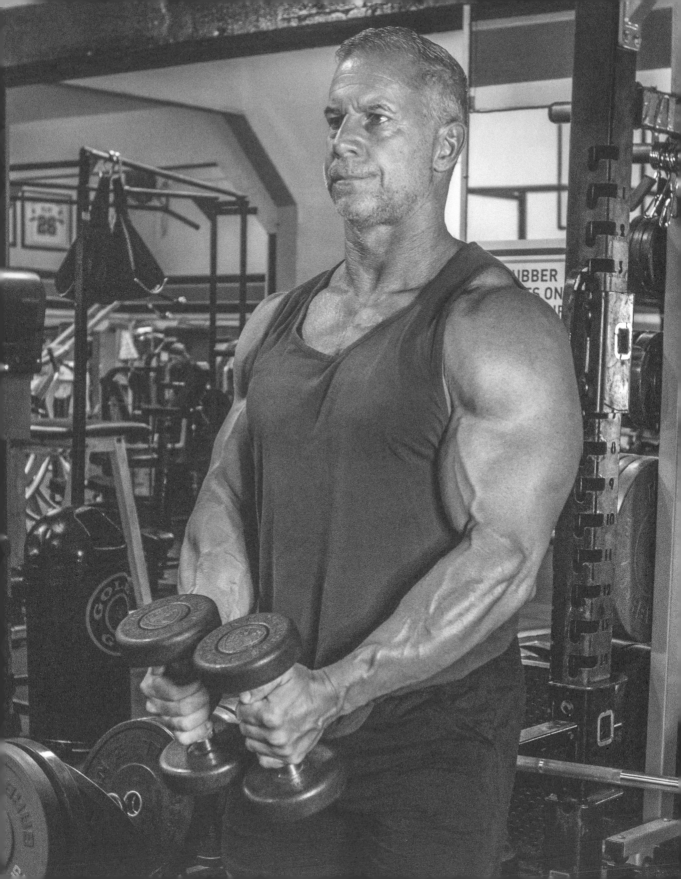

8

營養攝取

若要講我吃什麼水果，我曾每隔一天在燕麥片中加入12顆藍莓。而在低碳日時，
我會在當天兩餐的牛肉上加上3盎司的鳳梨。
——李察 "福列克斯" 路易斯（Richard "Flex" Lewis），健美運動員與教練

吃對飲食

人們可能會覺得這是最難搞懂的部份，但我必須說它其實不會太難。每一個人都說他不知道如何吃，但我敢打賭你知道，只是你沒有理解它，從我前幾章談的這麼多面向來看，飲食這部份並不難，是健身產業把它搞得太複雜，所以讓我們一起來為它解密吧！

好的，我將給你兩個盤子，一個上面有一堆甜甜圈，另一個則有兩片雞胸肉。你會選哪一盤來吃？

如果你選雞胸肉——很棒，你顯然對營養學有研究。

這就是第一步。

你知道健康與不健康的食物之間的差別，你從小就知道如何區分，你媽媽知道、你阿嬤也知道，但重要的是後來你實際上選了什麼。如果你知道怎麼吃得正確，接下來我們要討論的就是盤子上應該要有多少食物，現在我在你桌上放上兩盤食物，一盤是一大把沙拉和一片大片雞胸肉；另一盤是好幾塊雞胸肉疊在一起，旁邊只有一小球沙拉，你會選哪一盤？

如果你選的是一片雞胸肉加上沙拉那盤，恭喜你，你是個厲害的營養學家。

一旦你停止亂想，那麼這件事就不是那麼難，最難的就是做出正

確的選擇，而且你已經知道什麼是對的。你很少會有機會遇到一種你不知道它對你是否有幫助的食物，但像食品工業這樣的大企業，往往透過計劃性的生產和宣傳來讓我們不做它想；所以，不要被他們牽著鼻子走，相信你所知道的及自己老早之前學過的知識就可以了。健康飲食來自於食用天然食物，你吃越多天然食物，你會越瘦也越健康。

你應該多吃的食物

瘦紅肉、去皮雞肉、豬肉、去皮火雞肉、瘦肉漢堡排或火雞肉排、雞胸肉、羊肉

魚肉

鮭魚或鮪魚排、龍蝦、鱒魚、明蝦、鬼頭刀、袋裝或罐裝野生鮪魚或鮭魚

蛋——有機的或100%自然放養（free range）

蔬菜——有機而且新鮮的（深綠色葉菜或十字花科蔬菜）

蘆筍、甜椒、生菜、高麗菜、花椰菜、櫛瓜、韭蔥、羽衣甘藍、四季豆、菠菜

你可適度吃的食物

大部分水果、澱粉類蔬菜、堅果、種子等等。

你應避免吃的食物

你為何需要這份清單？你正在試著讓自己調整到人生最佳體型呢。

菜單示例

第1天

早餐
蛋
糙米飯
花椰菜

餐間零食
火雞肉
幾片酪梨

午餐
煎鮭魚
蘆筍

餐間零食
杏仁堅果

晚餐
瘦牛排
球芽甘藍

第2天

早餐
蛋
燕麥片
菠菜
小片雞胸肉

餐間零食
雞肉
花椰菜
糙米飯

午餐
煎牛排
蘆筍
糙米飯

餐間零食
蘋果
火雞肉

晚餐
乾煎檸檬雞
豆莢

第3天

早餐

蛋

糙米飯

花椰菜

餐間零食

低鈉牛肉乾

午餐

煎鮭魚

蘆筍

餐間零食

杏仁堅果

晚餐

瘦牛排

球芽甘藍

我想你應該大致了解了。

你可以混著吃，但你應該遵循這樣的法則來吃你所能找到最健康的食物，例如最瘦部位的肉、深綠色蔬菜、糙米或燕麥片，來得到所需的能量。

有人可能會想到下面這句關於營養的名言：「早餐吃得像國王，中餐吃得像王子，晚餐要吃得像貧民。」我非常喜歡這樣的概念，也請你可以認真想想，當你起床需要補充能量，然後經過一整天的活動，你也需要補充能量，但你睡前不需要補充能量，所以晚餐可以吃簡單一點；事實上，如果你晚餐吃得最少，你的消化循環會更好，這時候你只要吃7.5分或8分飽就可以。

專家小叮嚀：避免不必要的渴望

假設現在你感覺很差。這時你該做什麼？如果你正在家裡，你可能會打開冰箱然後開始找吃的，為什麼？因為如果你能填一點什麼東西進胃裡，你有可能會比上一分鐘感覺好些，這就是你想要的。千萬不要這樣！這時請不要走進廚房，你應該走向戶外、去健身房，做什麼都好，或是走去便利店買一瓶礦泉水，但請不要被裡面的巧克力或甜甜圈吸引，請朝對你有幫助的方向前進。

和垃圾食物斷捨離

大多數人已經都知道，如果你狂吃雙層起司堡和薯條，你是不可能變瘦的，但另一方面，你也不需要那些健身產業所狂推的垃圾商品。舉例來說，高蛋白能量棒就是在浪費你的錢，我會稱那些叫做「讓你變更胖的能量棒」，它們真的會讓你變胖，而且會讓你瘦不下來；那些都是垃圾，是那個「健康」產業的一大部分，那些「

粉」也是一樣，市面上有各種粉例如健身粉、蛋白粉、增肌粉或增加專注力的粉等等。那些名稱並不代表這些粉真的有這麼厲害的功效，所以，請和這些垃圾食物斷捨離吧！那麼，關於那些「產熱（燃脂）補充品」呢？那也一樣，當你吃下一片食物然後覺得飽足，你的身體就開始啟動將它分解的程序，那就是攝食的「產熱效應（Thermogenesis）」，你並不需要額外吃什麼東西來幫助它，你的身體自己就會做了，請正確使用你自己的身體，你不可能欺騙自己然後變得更健美。

　　不久前，我在健身房的停車場看到一個身形巨大的人，他的手臂非常巨大，雙腿也難以置信的粗，但同時他的腹部也很不協調地凸出，我看他打開後車廂，裡面是滿滿的、你可能找到的所有各種蛋白粉和人工混合飲品，當時我想到的是「老兄，我希望你有請教練，把那些所有垃圾丟掉，並吃健康的食物，對抗它吧！停止做那些瘋狂的舉重來讓你變得更巨了。」如果他能照這樣減個10磅，他將會看起來非常完美，是所有健美愛好者夢寐以求的那種。

　　請做聰明的決策，不要當個資本社會的傻瓜。

專家小叮嚀：請嘗試這樣的挑戰

　　如果你可以花上6天來嘗試這樣的飲食，你將可以成就任何事。早餐吃燕麥片、蛋、菠菜，中餐吃雞胸肉、花椰菜和糙米飯，點心繼續吃雞胸肉、花椰菜和糙米飯，然後晚餐吃雞胸肉和花椰菜，連續吃6天，你將會訝異於自己外貌和感受的改變。當你完成這項挑戰，接著你可以替換不同的蛋白質和碳水化合物的來源。

碳水化合物

碳水化合物並不壞，你需要它們來提供身體能源與幫助增肌。你的年齡、體型與目標將是決定需要多少碳水化合物的關鍵，你健身時當然需要它來提供能源，但當一天稍晚時，除非你想增胖，否則不要再攝取它；如果你想練出肌肉線條，你應該限制碳水化合物的攝取。如果你過重，我會建議你儘可能不要攝取它，直到你成功減重為止，然後在你進行運動之前重新攝取一些。一般來說攝取複合式碳水化合物比較好，所以請多吃一些番薯、糙米以及燕麥片等等。

欺騙餐

什麼是欺騙餐（CHEAT MEAL）？我想你大概知道。這是在一整週刻苦飲食之中，你允許自己放縱一下所吃的一餐，例如披薩、貝果、義大利麵、炸雞翅、冰淇淋等等。欺騙餐並不是吃到飽的美食饗宴，我們談的是一週間只吃這麼一餐，並非一整天都這麼樣大吃大喝；而且，除非你的飲食控制得非常好，你不應該放縱自己，否則你這段時間這麼辛苦是為了什麼？所以如果你做得很好，那麼稍微「欺騙」自己一下是可以的；如果你沒有，那麼等到一切都在控制之中再來吧。

其他飲食法

最近有種非常夯的飲食法叫做「生酮飲食（Ketogenic Diet）」，另外還有一種「間歇性斷食（Intermittent Fasting）」也很受歡迎。生酮飲食的確有其功效，但我上面提供的飲食方式：雞胸肉、花椰菜和糙米飯也一樣有效。市面上大家在推廣宣傳的各種飲食法都有效，前提是你必須完全投入，無論生酮飲食還是雞胸肉餐，只要你百分百投入，那都有效，如果你大部分時間都吃得對，那也會有用；如果你只是個半調子，那麼就別想了。請記得我講過的決心、渴望和自律，

如果你可以把這個準則應用在任何一種飲食法，那麼它將會成功；然而，如果你只投入75%，那麼你將獲得75%的成果，直到你能夠100%投入。

只需投入100%的付出你一定會成功，所以請別當個半調子。

如果你能100%全心投入，那麼你需要注意的就是選擇一個最適合你的方案。

專家小叮嚀

在你真的很想在一段期間就看到進展，請不要吃水果；如果你真的很想吃它，那麼請安排在早一點的時間、吃少一點，點到為止，或是在欺騙日的時候吃它。（編按：水果糖分比你想像的高出很多，尤其是一些熱帶水果。）

你應該喝什麼

白開水就是你應該喝的飲料。你是由此組成的。所以這是我的建議——多喝水。

看著動物吧！這是你身體所需，如果你不喝水，你會感到你的身體因而變得多糟。

如果你不喝牛奶還是汽水，你還是能活。

如果你不喝水，最後你就會死掉。

同時，你必須喝很多水，比你現在正在喝的還要多更多！一般人往往水份攝取不足，水同時對於身體也有很多好處，最重要的是還可以幫助你瘦下來；它幫助帶動你身體的循環，它對於前述的產熱效應也有助益，能讓你感覺滿足，而且可以強化身體的運動表現。

你應該喝多少水？這裡有個參考計算方式，或者只要你想到喝就對了。

把你體重乘以2/3，可以推算出你每天需要多少水。舉例來說，假設你體重為160磅（72.57公斤），計算公式如下：

160 × 2/3 = 107 盎司（3.16公升）

也就是，你每天必須喝下3.16公升的水份。

或者，當你如廁時可以順道觀察一下你排出的尿液，如果它是深褐黃色，那麼就是你水份喝得不夠，如果蠻清淡的，那麼你就做的不錯。

專家小叮嚀

問：我知道我沒有吃得很健康，但我真的很難辦到。你有什麼祕訣可以幫助我改善？

答：我會停止告訴自己「我做不到」，請理解它會有怎樣的負面作用。我訓練過的每個人常會說「我今天做不到」，但這是不正確的，請現在就開始談論你將有多自律。

營養補給品

關於這領域，市面上有數以百萬計的各種商品，人們總是覺得需要使用肌酸或蛋白粉或燃脂劑。讓我再次強調，你使用這些產品的理由是什麼？事實上你並不需要它們；長久以來，有多少人沒有使用它們就練得非常健美了，當然有一部分產品並非完全無用，但不要被轉移焦點了，這些商品真的對幫助你達成目標有用嗎？答案當然是不！把錢省下來吧。

最能惹惱我的就是這些補充品上面的成份都有所謂的「專有配方（proprietary blend）」，你幾乎在所有健身相關補給產品上面都會看到。專有配方表示製造商可以放入任何他們想要的東西，然而真相

是，比如說古柯鹼，它的主成份非常昂貴，因此商人製造時會拌入大量便宜的填充物；同理可證，廠商在你的營養補給品裡放入越多的填充物，對於他們來說當然更賺錢，故就此看來，健身營養品產業反映毒品行當的現象。

專家小叮嚀

- 如果你必須外出用餐，請要求店家按照你要的方式來準備餐點，或者先吃點自己準備的點心把自己餵飽一點。

- 每當你感到飢餓時，更好的方式是喝水。

- 你對於飲食的專注必須和你在健身房裡的一樣。

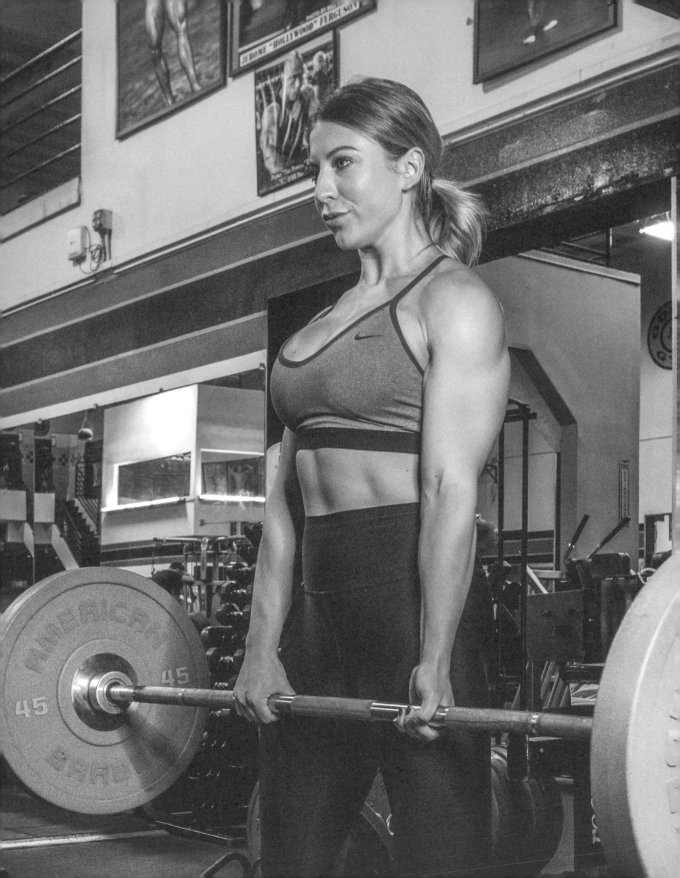

運動恢復

保持謙卑、求知若渴，並且請當一個圈內最努力的人。
——**巨石強森**（Dwayne "The Rock" Johnson）

當你正在狂操自己身體的同時，你必須做一些事情來保持自己的身體與心靈某種程度。要當一個海豹部隊成員，你每天一早醒來就開始努力操練，直到感覺你的肺開始流血並且你的肌肉快要啪一聲斷掉一樣，當辛苦的一天結束，你會需要食物與睡眠，而且是越多越好的那種，這就是你在海豹部隊會得到的那種恢復，因為每天你都把自己的身體用人體可能達到的最高體能表現來狂操。如果你是一部美金25億鉅資電影的主角，你當然必須要呈現自己人生顛峰階段的體態；你來健身房訓練當然也會投注最大的努力，所以你同時也必須要吃得非常精確而且要得到充足的睡眠，你在健身房會全力把每一種訓練做到最好，例如舉重、心肺、特技訓練等等，所以，同等地，你每天也會需要休息恢復得最好才行。

當你讀到這裡，你可能會想，「好吧！有道理。但我又不是大明星，我沒有各種龐大的資源來支助我，我怎麼能做到像那些明星一樣好呢？」這裡我指的是他們有可能可以享受一下冰浴，或是電影公司會付錢讓他們去做深層組織按摩。這些有幫助嗎？當然，在某些方面可以，但比你想像中的小。而海豹部隊完全沒有任何禮遇，他們每個人還是都能達到體能顛峰狀態。不要讓任何事變成你的阻礙，任何這些事情不會阻撓你，更不會成就你；如果你忘記喝蛋白果昔或是你沒錢買那些產品，只要你吃得對，你的肌肉還是會恢復，決定要變得健美這個信念，會比你有沒有去按摩或你的教練在健身房對你暴跳大

叫，或是你有沒有買私人教練課這些事更加重要。你可以叫一份根據你需要營養量身訂做的外送餐，或你可以去大賣場買，甚至你可以一次煮上好幾天的份，一份份包好冰起來，等時間到再簡單加熱吃就好。你可以請人幫你打好果昔，或是你根據自己喜好自己在家裡廚房做好，出門運動前再隨手拿上一瓶。

關於運動恢復最重要的部份，跟深層組織按摩或在健身後立即喝一瓶果昔，一點關係都沒有，吃得正確才有最大效果。營養豐富的食物幫助你變得更健壯，而且讓你從操勞中恢復，它們提供適當的維生素、礦物質與能量來維持身體運作。

足量的休息也會改善你的運動表現。睡眠對於肌肉的修復重建非常重要，如果你想要有效地增肌或減脂，你需要每晚好好睡上7到8小時，沒有任何替代方案。（順道一提，使用湯姆·布雷迪Tom Brady代言的修復睡衣也沒有額外的效果；我相信它穿起來一定很舒服，但他們對你的成功可說毫無建樹。）事實非常簡單，你的身體需要徹底休息；你也需要休息，這是身體功能至關重要的一環；繁重的體能活動會施加許多壓力在你的肌肉與神經系統上，它們將在睡眠中重建，你的腦下垂體會釋放生長荷爾蒙來幫助肌肉修復。

要如何得到品質良好的睡眠？這就是你的家務事了，你必須為自己準備一個能得到充分休息的環境。我們在現實生活中已經有各種束縛，例如工作、長距離通勤、照顧小孩以及各種各樣的阻礙，在一天當中的最後一個階段，你當然會需要照顧好你自己。你可以想像，若前一天沒睡好，隔天你的狀況會有多好？如果你要讓自己從事那些非常操勞的體能訓練，請務必也要讓你的身體好好修復，以便繼續前進。

大明星們每天總是有滿滿的行程，對他們來說好好睡一覺簡直難如登天，他們可能常需要很早起床來參與拍攝或讀劇本，所以我會告訴我這些客戶的是，如果你沒辦法一口氣睡滿8小時，請用小睡片刻來彌補，當比較空閒時，把一些不必要的事情停下來，然後找地方睡一下，請盡可能地休息。

然後，你需要適當的補充水份。如果你水喝得不夠多，你就沒有辦法充分地排出身體的毒素，讓你身體這台機器保持在最有效率的狀態。

伸展與按摩滾筒

人們總是問我要怎麼伸展。我的回答很簡單，而且很有可能讓大多數的人都感覺驚訝。你所能得到的最好伸展，就是你在運動的時候好好做，如果你在深蹲時儘可能蹲低，那麼那就是個伸展了；如果你在臥推時把槓鈴拿到胸前再往上推到底，你同時也是在做伸展；你吊單槓時把自己往上拉，這動作也是很好的伸展，這道理在肩推的時候也是一樣，如果你能夠把槓鈴往上舉到底，再往下放到底，這就對了，你正在伸展。我覺得不需要跟我客戶特別強調什麼伸展的理由是，現場已經有夠多讓他們分心的事了，如果你當下能把動作做對而且保護好自己不受傷，那麼伸展這件事就不那麼重要，或如果你真心喜歡，那麼就去做吧，我也不會阻止你，只要記得不要耽誤到你該做的事就好。我真的不希望人們因這些事物而分心。這真的是你比較不需要去注意的事情。

所謂的按摩滾筒也一樣，我知道很多人喜歡用它們。市面上有些具備震動功能、有些有很深的凹槽，它們都有不同的功能而且應該都有幫助，但在這些產品問世之前，大家不也都過得很好？這些都只是商品，是一些公司用來賺更多錢的商品罷了。

我可以告訴你的絕對會是（而且前面已經講過一次），運動前的暖身很重要，而且隨著年齡增長會變得越來越關鍵，如果你真的想要伸展，請在身體完全暖開之後再做，而不是之前。不管運動還是伸展，你都需要讓自己的肌肉變暖，充血而暖和的肌肉可以預防運動傷害。

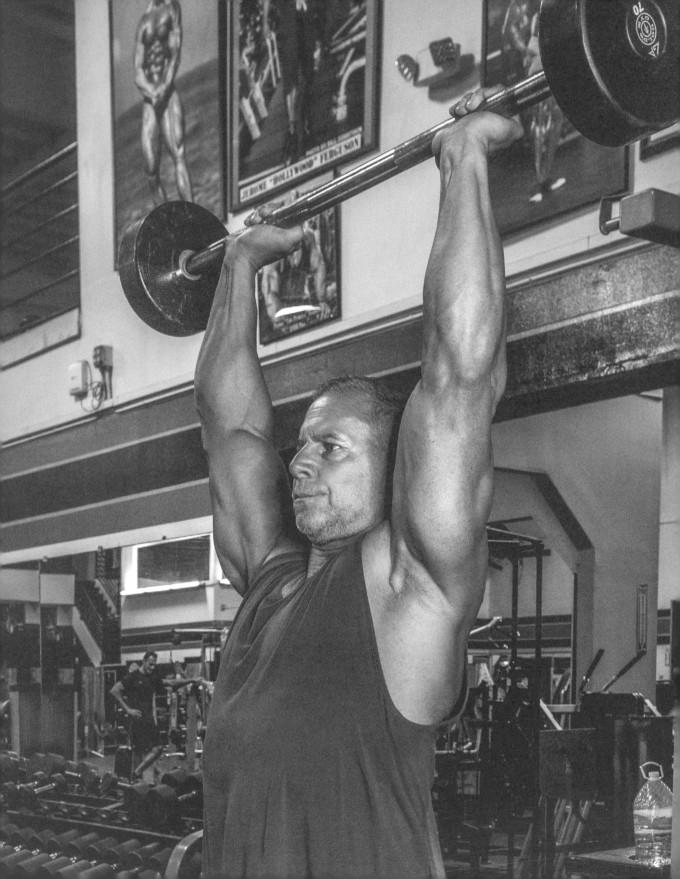

10

後話

訓練提供我們被壓力壓抑的能量一個抒發的管道，因此，讓我們把精神調節得更強健，
就像運動鍛造身體一樣。
——阿諾・史瓦辛格

克羅托那的米羅

在運動上我們可以向希臘人學到很多，「克羅托那的米羅（Milo of Croton）」就是一個健身的完美範例。大約在2,500年前，克羅托那有位叫做米羅的人，是因為自身不可思議的力量和運動能力而為人熟知，他是當時非常成功的摔跤運動員，曾在希臘舉辦的奧林匹克運動會獲得6次冠軍，這位象徵力量與訓練的傳奇人物至今仍為人們一再傳頌，現在也常用他來展現健身的準則。據說，有一頭新生的小犢牛在米羅家附近誕生，這位摔跤好手決定要把這頭小牛舉起來扛在他的肩頭上，他每天都做這個訓練，以至於4年之後他還是能把這頭牛扛在肩上，但那時這頭牛已經長成一頭成年公牛了，可見得他的力氣有多大，而且他多有恆心在做這件事。

這個遠古的故事告訴我們，關於漸進式的阻力是什麼。故事闡述一個人決心要變強，然後漸進式地讓自己身體承受超負荷的訓練，直到他的身體強壯到有能力處理逐漸變重負荷，並且，這也是關於一個決定要進步的人，知道自己所想要的巨大改變，會隨著時間的推進而實現的故事。

這就是健身的精神所在！由決心、渴望和自律達到成功的完美範例。米羅知道自己在做什麼，然後他藉由親身實踐，變成當地最強壯

的人，藉由最少的器材和最大的決心，他把自己推向冠軍之路。這是一個簡單的故事卻蘊含大道理，所以，請謹記在心，當你在進行自己的訓練和飲食計畫時，請隨時讓自己保持在自己想要去的方向上。

干擾

生活中充滿各種干擾，尤其是現今這種被媒體主導的世界，因此，請保持關注在最重要的事物上。談到健身，最重要的就是全心地專注在你正在做的事情上除此之外不做他想。以音樂為例，我們都喜歡聽音樂，特別是當我們在運動時，有些健身房還會特別把音樂放得很大聲，如果你的音樂選擇會干擾你，把你變成一個DJ還是像約翰屈伏塔一樣跳起舞來，這通常會讓你的訓練速度變慢，所以乾脆不要聽。早期我在和一位伙伴一起做深蹲訓練時，我會戴上耳塞，這時你會聽到的只有自己的喘息，這能夠幫助你改善自己的專注力而且調高你用力的強度。

在健身房還是家中邊訓練邊看電視也是一樣，建議不要再這樣做了！當你眼睛在看電視時，你不可能有辦法在有限的時間裡用最高的強度和專注度做訓練；事實上，如果你在看電視時還有可能做運動，我會說那終究讓你看不到成績，你只是個半調子而已，這種方式等到休息日再來做吧。

手機也是一樣。現在人們簡直一離開手機就無法做任何事了。如果你開車不能滑手機，那麼在運動時也是一樣，這是現今最主要的干擾，如果你在訓練中同時滑著手機，你不可能會有100分心力放在訓練上，如果你真的想改變，你沒有任何黏在手機上的理由，跟人家敲Line或是滑臉書並不會對你的健身訓練有任何幫助，只會浪費你寶貴的時間而已。

請拒絕一切干擾，當個聰明的人。當你下定決心要讓自己變得更健美，這段時間就是你進步的機會。上面這些事情請等到訓練結束之後再來做。

健身房的選擇

　　所有人都希望上最好的健身房或是讓最好的教練來指導。但說實話，你不可能總是擁有最好的；而且事實上，那些最好的健身房不見得就是最適合你的健身房。如果最好的健身房從你家要花一小時才到得了，而走路5分鐘有另一個還不錯的健身房，那麼請不要浪費時間在那個完美健身房上面，去那個離家近的吧！好處就是你有可能有更多機會來使用它，而且能撥出更多時間來做別的事，道理就是這麼簡單。再者，你應該要挑選讓你感覺舒適的健身房，如果健身房內的氛圍令你感到不適，那麼就去另一家吧！不然就是去那家健身房，但由你來改變那裡的氣氛，努力訓練來達到理想的體態，同時也幫助別人一起變得更健美，請大方分享你所知道的知識，不要藏私。如果你想要請一位私人教練，請確認他有把你的目標放在心上，請確認這位教練知道自己正在做什麼，並且會注意你動作是否做對、關注及協助你的飲食等等，所有他應該知道的一切。

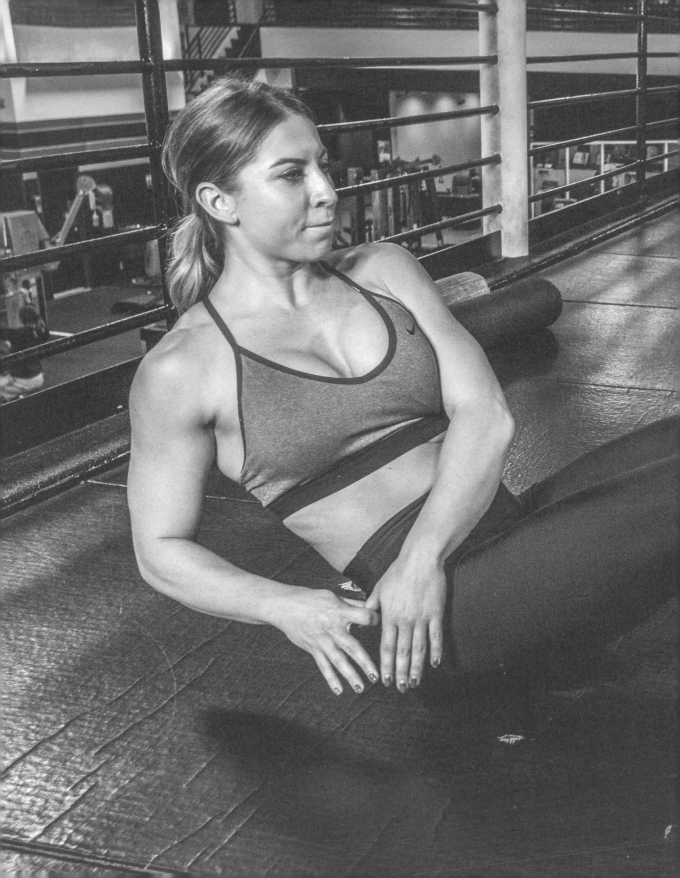

結語

我希望每一位讀過這本書之後的讀者都能變得更健美。我並不在意你是否能把自己變成克里斯‧漢斯沃還是史嘉蕾‧喬韓森，我在乎的是你能不能把自己變得身形更好、更健康。這就是這本書的主旨——進展與改善。

這本書裡的敘述方式和我在與那些電影超級巨星們談話時的方式是一致的，並沒有什麼藏了一手的祕訣。本書所有內容和我提供給他們的資訊完全相同，這些剛好都是我實際工作心得，有些可能還沒有被其他書寫進去，是我多年累積的所有知識；那些明星可以照這樣去做，你當然也可以，沒有什麼他們能做而你不能的。我們都是由同樣的身體組織所構成的，這些明星並沒有什麼基因優勢；如果平常人和這些明星一樣拼，他們也可以達到像這些人一樣的目標，要達到你體能的顛峰是在於你多想要這個成果以及你會多努力來得到它，若你沒有私人主廚或備餐服務，那又如何？那些健美運動員們也沒有，但是他們一樣練得超級厲害，他們當然會自己準備自己的餐點與資源，而且他們都找出對自己有效的方式，你當然也可以。

我已經給你所有的祕密。我揭露了健身產業和他們銷售的那些無用之物的種種內幕，故你可以根據這些對你的健康做出更完善的決策。在本書中你也可以找到你所需要的所有知識，你就是自己的負責人，你就是那個決定如何吃、如何進行訓練，並管理自己是否有得到充分休息的人。

我知道它有可能會很困難，我知道要在忙碌的一天中安插健身

訓練進來很難，特別是那些完全沒做過的人。現實生活中也有各種挑戰，例如在辦公室中，總是會有人遞來蛋糕還是餅乾，這些實在都很誘人，而且大家都在一起吃點心與下午茶，那麼你為何不呢？你必須控制這些口腹之慾。也或者情況是，你結婚有小孩而且你和你另一半都過重，你們其中一人想要改變這種情況，但另一位不想，那麼這真的是非常艱難了，但你應該主導這情況來改變，鼓勵你另一半吃天然飲食或是多運動來讓他們了解這就是你要的；當然，你也一起來做會更好，沒有什麼會比兩個人一起完成目標並改善健康、為彼此負責更好。

　　健康與良好體態對於你的人生至關重要。你的孩子總有一天會長大並離開你，這時候你所會想要的只有你的健康，你會想要你曾有的以及從未擁有過的健康，所以對自己更有信心些總是會更有幫助的。你將會希望自己有更多時間；你會更希望自己更健康些，當你年紀漸長，你的頭腦可能會開始越來越不靈光，若你身體更健康，你的心智會比較清明，而健身可以提供這樣的協助。已有多項研究表明運動對於身體與心智的好處，同時也沒有任何醫生會要你不要運動；你可能現在20歲，也希望練得像雷神索爾一樣，但我必須告訴你，當你70歲，你會很高興這一生中有保持健身習慣，你將到了70歲時，身體功能還是非常良好，結果是你將活得更長久、更豐足、更快樂。

　　我還要提醒你，如果你想要為自己的孩子立下一個典範，請讓他們看看你有好好照顧自己的健康，讓他們知道你有多在乎自己，這會讓他們開啟一個良好的未來，你就是他們的超級英雄，不管是在怎樣的條件下，例如有一位三個小孩的媽每天早上還是5點就起床慢跑；一個單親爸爸在50歲時身材還是維持得很好；或是一對忙碌的夫妻還是常常一起撥出時間去健身。如果你有小孩，無論你做什麼他們都會看（他們總是盯著你看），而且如果他們看到你總是非常盡力在照顧自己，他們也會照做。看看這會不會有激勵到你什麼。另一種看這件事的方式是，你希望自己的小孩怎樣看你？如果他們總是看到你攤在沙發上顯得又累又胖，你可以接受嗎？你希望小孩認為你很懶嗎？如果

你帶他們去迪士尼樂園，在他們高興地在樓梯上跑來跳去的時候，你卻爬得喘不過氣來，大喊「慢一點啦！」你會認為這樣好嗎？沒有人想要那樣，因此，請改變它吧！不要總是讓自己看起來很累，不要再亂吃垃圾食物，請完全掌控你自己的生活。

　　你們有些人可能會問，「如果我要幫小孩做飯但我必須保持健康飲食，但忙了一天之後當我為他們煮好飯，我自己就累攤了怎麼辦？」這是我客戶常有的問題。但你還是能有選擇的；你可以同時準備兩種餐給小孩和自己，你也可以讓小孩跟你吃差不多的餐點，這樣可以讓事情變得更簡單。因此，如果你吃的是雞胸肉配花椰菜，但他們想吃炸魚條，可以給他們炸魚條但是配上花椰菜；讓他們看到你做的是健康的選擇然後鼓勵他們也開始吃得更健康。我不會說這會很容易，但你必須在飲食與運動方面都保持同樣專注，而且讓你的孩子也來嘗試吃得更健康未嘗不是一件好事，請讓他們養成好習慣。我知道這非常難，不過，若只因為你累了，就把他們把正在吃的披薩搶過來大口吞完也不是個好的解決方式。

　　我在前面已經講過健身產業的種種，他們需要賺錢來維持營運，他們也是一般的公司企業，但你的健康是你自己的事情，你需要更關注它，並聽從更有意義的建議。決心、渴望和自律就是最有意義的準則，你可以套用在任何事情上，如果你在海豹部隊而且正在接受基礎水下爆破訓練，你心中可能會有好幾百個可能的藉口想要退出；藉口隨便都有，如果你真心想放棄的話，但如果你正在猶豫不決，請選擇更健康的選項；如果你選擇了更健康的選項，你就可以要求更多，如果你需要任何幫助，請找一位專業的教練來協助你。市場上有很多優秀的教練，請做好必要的調查，然後找到一位真正適合你的。當你找到你的教練，請好好聽從並遵循他們的指導，你聘請這位教練是有理由的，相信他們讓他們可以做好他們的工作，這會讓你變得身材更好、更健康，如果他們表現不佳或是讓你受傷，那麼就趕緊換一位吧。

你會需要投入非常大的心力在做這件事，你必須把每一下都做好。克里斯‧普瑞特在訓練時都全力以赴直到他成功改造了自己的體型，也可以說這徹底改變了他的生涯，他變成一個渾身肌肉的猛男；但他是好好花了時間下去，而且專心投入在這上面。史嘉蕾‧喬韓森當時也非常努力在訓練，而且雕塑出她一生中最完美的體態。你也必須向這些明星一樣全力以赴，才能夠練出像他們那樣的夢幻身材，這就是這些超級巨星們在做的事，的確，他們需要隨著角色需要來增胖或瘦身，但決定權還是在他們身上，關鍵還是在於他們為了自己的目標做了什麼。

專家小叮嚀：找出時間

問：達菲，我有工作、家庭和小孩的種種顧慮，我真的沒辦法找到時間來訓練。我該怎麼做？

答：你還是得找出你的時間。在每一天之中有太多太多干擾，你必須要把浪費時間的事物剔除，把訓練時間喬出來，你可以早一點起床來去運動，如果做不到，那麼午餐時間如何？若正午時間也不行，那麼你可以在上班時間找空檔來做一些簡單的訓練，或者如果你去外地出差，旅館有健身房可使用嗎？你一定會有時間的，你只是需要把它調度出來。

因為這些不是一般人會做的運動，請不要讓任何人告訴你，你不能做這些訓練。人們一定會這麼做，無論是你的朋友、兄弟、姐妹、同事還是陌生人，總會有一個人對你要做的事情給你難堪還是冷嘲熱諷，請凡事保持正向思考，然後朝你要走的路挺身前進。

　　雖說一山還有一山高，面對別人精湛的運動技能，當然有很多方式可以表現你的謙卑，但在健身房你可以不用這樣。我現今仍偶爾會去當特技演員，當我在劇組時總會遇到其他非常厲害的專家們，正在他們的工作上發熱發光；有些人會展現各種驚人的運動技巧，光是看他們演出就令人深感驚嘆，你可以為這些表現得很棒的人感到驚奇、欣賞他們，但不需要因為某人在健身房裡做大重量而感到震懾，這沒必要，因為他們以前也跟你一樣，運動天份是天生的，無法強求，但是良好的體態是每一個人都有可能可以擁有的。

　　因此，不管你是否有實際跟著我的訓練計畫在做，請現在就開始進行你的計畫吧！怎樣都行。如果你想要減重，先不要跟別人說，請直接設定目標然後就開始執行；如果你想要讓自己的體能提昇到某個階段，擬定好適當的計畫然後按部就班進行來達成你目標，你不會想要讓自己在某個訓練上卡關好幾年只是為了把它做好。請聰明行事，保持信念，你一定會找到正確的道路繼續往前進。

　　還記得我在一開始講到關於公路的比喻嗎？我的客戶通常有三種：有一種就是直接用時速100英哩開上德國高速公路（autobahn）這樣的人，他們吃得很厲害、訓練得很厲害，也睡得很厲害。第二是開上加州405公路，一般來說做得不錯，但並非全心投入那種。最後一種就是要開不開，隨便找一條路就上了，然後一路跌跌撞撞那種，他們一定沒辦法成功。

　　你不認識我，相對的我也不認識你，但我希望正在讀此書的你終將成功，讓自己變得更好看，了解自己的身體屬於哪一型，並且專注在提昇自己的體能和體型到最佳狀態；不要和別人比較，尤其是那些你永遠不可能變得跟他一樣的人。你可能沒辦法在12週內馬上變得渾身肌肉線條分明，但那也沒關係。真的！這種過程長至幾個月或幾年

都有可能，也可能有人永遠無法達成。但請不要成為一個因為你剛剛吃了一個甜甜圈而懊悔，然後到處去哭訴的人，請當一個試著為它做什麼來改變的人。同時，若你並不想做什麼來改變它，也請不要到處去抱怨它；請拋掉所有藉口，活出最健康、最豐盛的人生。我們並不會永遠活在世上，但總有事情是我們可以掌握和控制的、還是有很多人生和生活上的事情我們可以改變，也有很多方法可以讓我們變得更好，要達成你的目標，你必去努力去執行，你必須給自己一個任務，而且這個任務是永遠不會結束那種，它永遠不會是容易的，它也不應該如此。但講了這麼多，最後決定還是在你自己，這也適用於任何事，選擇要看哪一部電影、要剪哪一款髮型、決定要怎樣教養小孩，或是你要怎樣看待你的工作。

健身也是一樣的道理。

你有很多選擇要做——有些很難，有些容易，但你還是必須做它。

你最終還是必須做出選擇。

現在就開始吧。

當你自己的超級英雄。

致謝

　　我在此我想要感謝我的編輯麥可・荷姆勒（Michael Homler）
，是他讓這一切成真。沒有你，這一切都不會存在。接著，感謝依格
爾・祖拉維基博士（Dr. Igal Zuravicky，紐約心臟病學專家）對於本書
所提供的專業協助。當然，最後還是要感謝你，傑克。

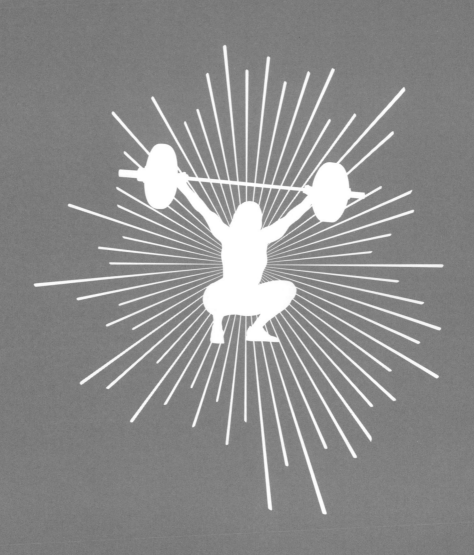

關於作者

達菲・蓋佛（DUFFY GAVER）是一位美國前海軍狙擊手與海豹部隊成員。他曾指導過一些好萊塢最知名的巨星們從事訓練，並在此健身業界服務超過20年。他還樂於擔任一位特技演員與玩賽車。達菲目前住在美國加州。

關於動作示範

麥克・萊恩（MIKE RYAN）是一位專業認證的私人健身教練。他曾指導過企業領導人、專業運動員、以及名人等等，並撰寫發表過許多關於健身與訓練的文章。他目前居住於加州威尼斯海灘並每天前往位於當地的全美健身聖地——金牌健身房（Gold's Gym）做訓練。他的IG：mike_ryan_celebritytrainer

愛琳・布朗（ERIN BROWN）也是一位專業私人健身教練，目前居住於聖地牙哥，她的專長是肌力與體能訓練以及營養諮詢。她曾是NCAA（美國國家大學體育協會校際體育賽事）第一級別（Division I）運動員與健美競賽運動員。